CACHETS D'OCULISTES ROMAINS

PAR

A. HÉRON DE VILLEFOSSE ET H. THEDENAT

TOME I

Avec 2 planches et 19 figures intercalées dans le texte

DESSINS DE M. FALCOZ

<table>
<tr><td>TOURS</td><td>PARIS</td></tr>
<tr><td>PAUL BOUSREZ, IMPRIMEUR
5, RUE DE LUCÉ, 5</td><td>CHAMPION, LIBRAIRE
15, QUAI MALAQUAIS, 15</td></tr>
</table>

1882

CACHETS

D'OCULISTES ROMAINS

CACHETS

D'OCULISTES ROMAINS

PAR

A. HÉRON DE VILLEFOSSE ET H. THÉDENAT

———

TOME I

Avec 2 planches et 19 figures intercalées dans le texte

DESSINS DE M. FALCOZ

———

TOURS	PARIS
PAUL BOUSREZ, IMPRIMEUR	CHAMPION, LIBRAIRE
5, RUE DE LUCÉ, 5	15, QUAI MALAQUAIS, 15

1882

NOTES

SUR

QUELQUES CACHETS D'OCULISTES ROMAINS

———

Les auteurs de ces *notes* ont publié plusieurs cachets
inédits et possèdent les empreintes de plusieurs autres.
Ils ont, en travaillant isolément, recueilli des textes et
des observations qu'ils croient bon de faire connaître;
il leur a paru qu'en les réunissant dans un même travail, ils les présenteraient d'une manière plus utile.
Leur intention n'est pas de faire un recueil des cachets
d'oculistes, ni même un supplément aux recueils déjà
publiés; ils désirent simplement apporter une contri-
bution au travail d'ensemble que préparent plusieurs
savants distingués.

I.

CACHET DE C. TITTIUS BALBINUS

Martres d'Artières (Puy - de - Dôme).

Ce cachet, dont nous donnons le dessin aux dimensions de l'original, a été trouvé en 1829 avec des
médailles appartenant aux empereurs du haut empire,
dans un tombeau du cimetière romain des Martres-
d'Artières, près de Pont-du-Château (Puy-de-Dôme);
il est conservé au musée de Clermont-Ferrand. Bouillet
l'a, le premier, publié avec un dessin insuffisant et une

── 6 ──

lecture inexacte (1), et l'a indiqué dans son catalogue
du Musée, sans en donner de nouveau le texte (2). Un
dessin donné par M. le docteur Védrènes (3) reproduit
les dimensions du monument, mais les inscriptions ne
sont pas lues exactement et le texte n'est pas commenté.
Le nom qui se lit sur les tranches est reproduit en *grafitto*
sur un des plats : C · TIT · BALBI (4); la surface de l'autre
plat est écaillée, et on ne peut savoir si elle portait aussi
une inscription. La pierre, qui est une stéatite, est

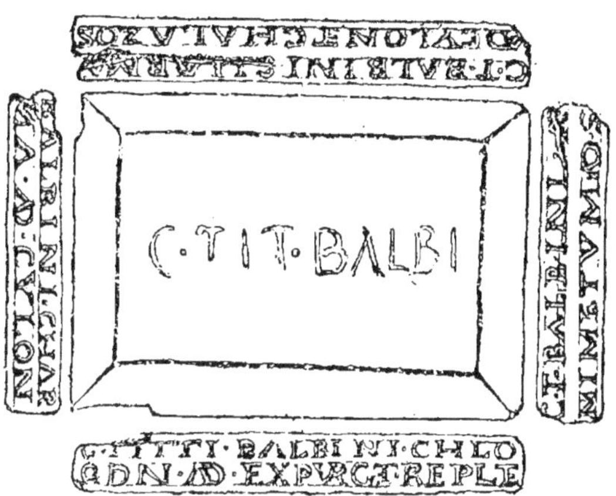

éclatée en plusieurs endroits; le monument est en mauvais état; la forme des lettres est bonne; les A ne sont pas barrés; sur la tranche n° 2 le second O du mot *chloron* a la forme d'un D; les arêtes de la surface supérieure sont rabattues en biseau.

TRANSCRIPTION :

1°

C · T · BALBINI · A
MIMETVM · AD · S

G(aii) T(ittii) Balbini amimetum ad s(uppurationes).

2°

C · TITTI · BALBINI · CHLO
RON · AD · EXPVRG · ET · REPLET

G(aii) Titti(i) Balbini chloron ad expurg(ationem) et replet(ionem).

3°

BALBINI · CHAR
MA · AD · CYLON

Balbini charma [ou c(ollyrium) harma] ad cylon.

C · T · BALBINI · CHARMA
AD CYLON ET CHALAZOS

G(aii) T(ittii) Balbini charma [ou c(ollyrium) harma] ad cylon et chalazos(in).

TRADUCTION :

1° Collyre amimetum de C. Tittius Balbinus contre les suppurations.

2° Collyre chloron de C. Tittius Balbinus, pour mondifier et emplir les plaies.

3° Collyre charma (ou harma) de Balbinus contre le cylon.

— 8 —

4° Collyre charma (ou harma) de C. Tittius Balbinus
contre le cylon et la chalazosis.

I. — G(aii) t(ittii) balbini amimetvm ad s(vppvrationes).

1° C. Tittivs Balbinvs. — Le *gentilicium* Tittivs n'est
pas fréquent sur les monuments épigraphiques. On le
rencontre cependant sur une inscription de Capoue (1),
dont l'authenticité a été suspectée, sur plusieurs pote-
ries trouvées en Angleterre (2) et sur une pierre funéraire de Plaisance (3). En Gaule, on le trouve dans
une inscription de Grenoble (4) et sur la curieuse plaque
de bronze découverte en 1846 à Marclop, commune de
Saint-Laurent-la-Conche, près de Feurs (5). Il est utile
de faire remarquer que les Martres-d'Artières et Marclop sont séparés par une distance peu considérable :
ces deux localités sont situées, l'une dans le Puy-de-
Dôme, et l'autre dans la Loire; c'est dire qu'elles
appartiennent à deux régions voisines.

(1) Mommsen, I. R. N., n° 3563; C. I. L. t. I, n°ˢ 567; Wilmanns, *Exempla*, n° 2017.

(2) C. I. L., t. VII, n° 1336, 1128, 1129.

(3) Muratori, CMLXV, n° 1.

(4) Allmer, *Inscript. de Vienne*, n° 494.

(5) A. de Longpérier, *Notice sur une inscription latine iné-
dite* (dans les *Mém. de la Soc. des Antiq. de Fr.*, t. XVIII,
p. 262 et suiv.); cf. *Revue de philologie*, t. II, p. 185; l'abbé
Roux, *Recherches sur le forum Segusiavorum*, p. 31, pl. I; de
Boissieu, *Inscriptions antiques de Lyon*, p. 119; Renier et
Monfalcon, nouv. édition de la *Recherche des antiquités de
Lyon* (par J. Spon), p. 329; Aug. Bernard, *le Temple
d'Auguste*, p. 58.

Le *cognomen* Balbinus est fréquent sur les monuments épigraphiques et dans les auteurs.

2° AMIMETVM. — Ce nom est nouveau et ne renferme aucune indication sur la composition du collyre qu'il désigne ; c'est une de ces appellations emphatiques, d'un usage si fréquent dans la médecine antique ; *ami-metum* est la transcription latine du mot grec ἀμίμητον ; *collyrium amimetum* signifie donc *collyre inimitable*.

3° SVPPVRATIONES. — Nous n'avons pas à nous étendre sur cette maladie déjà connue ; qu'il nous suffise d'indiquer les cachets sur lesquels elle a été relevée : *Turinum ad suppurationes* (1),...*suppurationes* (2), *dialibanum ad suppurationes* (3), *turinum ad suppurationes oculorum* (4). On voit que sur quatre des collyres *ad suppurationes* indiqués par les cachets, trois sont à base d'encens.

II. — G(AII) TITTI(I) BALBINI CHLORON AD EXPVRG(ATIONEM) ET REPLET(IONEM).

1° CHLORON. — Ce collyre se rencontre sur plusieurs cachets, trois fois sans indication de maladie (5), une fois *ad claritatem* (6), et une fois *ad dolores, ex ovo* (7).

(1) Grotefend, *Die Stempel der roemischen Augenaerzte,* Hannover, 1867, n° 9.

(2) Id., *ibid.*, n° 33.

(3) C. I. L. t. VII, n° 1342.

(4) Cachet de Trèves, trouvé en 1875 dans le lit de la Moselle : *Jahrbücher des Vereins von Alterthumsfreunden in Rheinlande*, heft LVII, 1876, p. 200-201 ; Grotefend, n° 24.

(5) Grotefend, n° 97 ; C. I. L. t. VII, n° 1320 ; Rochambeau, *Bull. des Antiq. de Fr.*, 1879, p. 286, et *Rev. archéol.*, mars 1880, p. 178.

(6) C. I. L., t. V, n° 8124.

(7) *Jahrbücher des Vereins...*, etc., LVII, p. 200-201.

2° EXPVRGATIO ET REPLETIO. — Ces deux mots, nouveaux sur les cachets, ont été souvent employés par les
auteurs. Pline les applique plusieurs fois, soit à des
maladies des yeux, soit à d'autres maladies : « *Usus
farinae ejus* (*pumicis*) *oculorum maxime medicamentis :
hulcera purgat eorum leniter, expletque cicatrices et
emendat* (1). C'est à la traduction de M. Littré que nous
empruntons le sens de ces mots : *Cette poudre s'emploie
souvent dans les compositions ophthalmiques; elle mondifie
doucement les ulcérations des yeux, les cicatrise et les cor-
rige.* » *Expurgatio* et *repletio* ne désignent donc pas une
maladie ; ils indiquent l'effet curatif du collyre dont le
nom les précède. Un texte de Galien nous donne aussi
l'équivalent grec des verbes latins *expurgare* et *replere :*
Ἀνακαθαίρειν δοκεῖ (λιβανωτὸς) καὶ πληροῦν τὰ κατὰ τοὺς ὀφθαλμοὺς
ἕλκη (2). Nous croyons inutile de multiplier les exemples
qui existent en grand nombre. Ajoutons toutefois que
le *diamysus ad veteres cicatrices compl*(*endas*) de la
pierre d'Ingweiler (3) doit être rapproché de notre texte
ad repletionem.

III. — BALBINI CHARMA [OU C(OLLYRIVM) HARMA] AD CYLON.

1° CHARMA. — Ce mot ne s'est encore rencontré sur
aucun cachet. En grec Χάρμα signifie : *gaudium, laeti-*

(1) Pline, H. N. (édit. Littré), XXXVI, xlii, 2. — cf. id.,
XXXI, xlvii, 6 ; et XXXII, xi, 4.

(2) Galien, Περὶ τῆς τῶν ἀπλῶν φαρμάκων κράσεως καὶ δυνάμεως, l. VII, xi, 13, p. 60 du t. XII de l'édition Kühn. —
cf. Dioscorides, Τὰ ἕλκη (ὀφθαλμῶν) πληροῦντα καὶ ἀποκαθαίροντα,
Περὶ εὐπορίστων ἀπλῶν τε καὶ συνθέτων φαρμάκων, l. 1, xxxii, t. II,
p. 109, édit. Kühn.

(3) Grotefend, n° 90.

*tia, vel etiam id ipsum quod gaudium et laetitiam affert,
id ipsum* ἐφ᾽ ᾧ χαίρομεν (1). *Collyrium charma* pourrait
donc se traduire : *Collyrium laetificum,* appellation qui
ne s'éloigne pas des usages de la médecine antique.

On pourrait aussi proposer la lecture : *C*(*ollyrium*)
harma. Marcellus indique, en effet, la formule d'un
collyre *harma* et donne à ce nom une étymologie assez
singulière : « *Acriore autem collyrio ad cicatrices exte-
nuandas et ad palpebras asperas utimur, quod quia ex
quatuor rebus, ut quadriga equis, constat, et celeres effectus habet, harma* (en grec, ἄρμα, char), *dicitur* (2). »
— Galien, de son côté, intitule un de ses collyres:
« Κολλύριον ἁρμάτιον ἐπιγραφόμενον, ᾧ ἐχρήσατο Πτολεμαῖος ὁ
βασιλεύς (3). » Le collyre *harmation* se retrouve dans
Aetius (4), dans Paulus Aegineta (5). Un cachet d'oculiste, découvert à Arles en 1878, contient également la
mention de ce collyre sous la forme ΑΡΜΑΤΙΟΝ (6) : c'est
le seul cachet avec des légendes en caractères grecs
qui ait été publié jusqu'ici.

2° CYLON. — Κύλον est ainsi défini par Hesychius :
Κύλα : τὰ ὑποκάτω τῶν βλεφάρων κοιλώματα, τὰ ὑπὸ τοὺς ὀφθαλμοὺς μῆλα, τὰ ὑπώπια (7). Le mot Κύλον désigne donc le

---

(1) Stephanus, *Thesaurus linguae graecae* au mot Χάρμα.

(2) Marcellus, *de Medicamentis,* ch. viii, col. 273 G, *Medicae artis principes,* Étienne, 1567.

(3) Galien, Περὶ συνθέσεως φαρμάκων τῶν κατὰ τοπούς, l. IV,
viii, p. 779 du t. XII, édit. Kühn.

(4) Aetius, *Tetrabiblos* II, sermo iv, cap. x, col. 357 B et
358 D, *M. A. P.*

(5) Paulus Aegineta, *De re medica,* VII, xvi, col. 673 B,
M. A. P.

(6) *Bulletin de la Soc. des Antiq. de Fr.,* 1879, p. 87 et suiv.

(7) Hesychius, *Lexicon,* Lugd. Bat., 1766, au mot Κύλα.

dessous des yeux; dans un autre sens, il a, comme
synonymes, μῆλα et ὑπώπια, deux affections ophthalmiques. La première, d'ailleurs définie par Hesychius, s'explique d'elle-même; au sujet de la seconde, Julius Pollux
s'exprime ainsi : « Τά ὑπὸ τούς ὦπας τῶν πληγῶν ἴχνη (1); »
l'une et l'autre sont souvent citées par les médecins
anciens (2). Κύλον est donc à la fois le nom d'une partie
de l'œil et le nom d'une maladie de l'œil, de la même
famille que les affections nommées μῆλον et ὑπώπιον. C'est
la première fois que le cylon se rencontre sur un
cachet.

IV. — C. T(ITTII) BALBINI CHARMA AD CYLON ET CHALAZOS.

CHALAZOS. — Cette maladie, qui n'avait encore été
relevée sur aucun cachet, se rencontre chez les auteurs
sous le nom de Χαλάζωσις, Χάλαζον, Χάλαζα. Galien en
donne la définition suivante : « Χαλάζωσις δέ ἐστι περιφερῆ

(1) Julius Pollux cité par H. Étienne, *Thesaurus linguae
graecae,* au mot ὑπώπια.

(2) Cf. entre autres : Dioscorides, Περὶ εὐπορίστων ἀπλῶν τε
καὶ συνθέτων φαρμάκων, I, LVI, p. 119 du t. II, édit. Kühn;
Paulus Aegineta, *De re medica,* III, XXII, 436 C.; Actuarius,
De methodo medendi, II, VII, col. 183 H; et IV, XI, 239 C et
D, *M. A. P.*

On n'est pas fixé d'une façon certaine sur le siècle auquel
appartenait Actuarius; l'opinion la plus accréditée le fait
vivre au commencement du XIII° siècle : nous le citons néanmoins parmi les médecins anciens parcequ'il s'est inspiré de
leurs écrits, particulièrement de ceux d'Aristote, de Galien,
d'Aëtius et de Paulus Aegineta.

τινα ἔνδοθεν τοῦ βλεφάρου ἐπάρματα περιγεγράμμενα, ἐοικότα τῇ χαλάζῃ (1). » La χαλάζωσις consiste donc en des tumeurs qui se forment à l'intérieur des paupières ; elle ressemble à la grêle (χάλαζα), d'où elle tire son nom. C'est par une analogie du même genre que nous disons d'une personne marquée de la petite vérole qu'elle est grêlée. Cette affection est souvent mentionnée par les médecins anciens (2) ; la médecine moderne lui a conservé le nom *chalazion* (3).

Le monument exposé au musée de Clermont-Ferrand est donc important, car il donne un nom d'oculiste auparavant inconnu, deux noms de collyres, et l'indication de quatre maladies qui n'avaient pas encore figuré sur les cachets (4).

(1) Galien, Ἐισαγωγή ἢ ἰατρός, xvi, p. 770 du t. XIV de l'édit. Kühn ; cf. *ibidem*, passim.

(2) Cf. entre autres : Celse, *Medicina*, VII, vii, 3.—Dioscorides, Περὶ εὐπορίστων, I, etc., lv, p. 118 du t. II, éd. Kühn. — Oribasius, *De loc. affect. curat. ad Eunapium*, IV, xxxiii, 648 A ; — Paulus Aegineta, *De re medica*, III, xxii, 434 G, et VI, xvi, 557 C ; — Actuarius, *De methodo medendi*, II, vii, 183 C, *M. A. P.*

(3) Littré, *Dictionnaire de médecine*, au mot *chalazion*.

(4) Il existe à Clermond-Ferrand, dans le cabinet de M. Cohendy, archiviste départemental, un autre cachet, en forme de réglette, inscrit sur les quatre côtés, et portant le nom du médecin [Ae]lius Tryfon. Il a été découvert à Collanges, canton de *Saint-Germain-Lembron* (Puy-de-Dôme). Nous regrettons de ne pouvoir en donner le texte, le propriétaire désirant le publier lui-même. M. Cohendy possède également la reproduction d'un second cachet trouvé dans la plaine de *Grésin*, près d'Issoire : sur un des côtés de ce second cachet, de forme rectangulaire, on remarque un cadu-

II.

CACHET INÉDIT DE AELIUS FOTINUS.

Ancienne collection Crignon de Montigny.

Ce cachet, dont nous devons les empreintes à l'obligeance de MM. Feuardent, a fait partie de la collection Crignon de Montigny ; c'est une pierre verdâtre, triangulaire, s'écartant ainsi de la forme habituelle des cachets d'oculistes (1). Comme le précédent, il a les arêtes rabattues en biseau. Nous ignorons le lieu où il a été découvert.

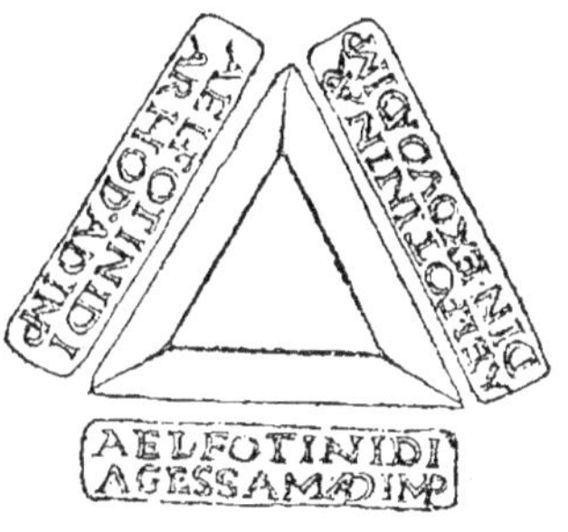

Ce monument est loin d'avoir la même importance que celui de C. Tittius Balbinus ; en effet, à part sa

cée ailé, un autre objet peu distinct et la lettre N ; les autres côtés sont anépigraphes. (*Notice de l'exposition de Clermont-Ferrand,* 1880, p. 64, vitrine 45.) [Les dernières épreuves de ce mémoire étaient corrigées quand le cachet d'[Ae]lius Tryfon a été communiqué à la Société des Antiquaires de France, dans la séance du 19 janvier 1881, par M. R. Mowat, qui en est ainsi le premier éditeur].

(1) Un cachet trouvé à Besançon est à peu près de cette forme ; cf. Sichel, *Nouveau recueil,* p. 115, n° 96.

forme extraordinaire et le nom du médecin, il n'offre
rien de nouveau à la science.

TRANSCRIPTION.

1°
**AEL · FOTINI NAR
DIN · EXOVOADIMP**

Ael(ii) Fotini nardin(um) ex ovo ad imp(etum).

2°
**AEL · FOTINI DI
ARHOD · ADIMP**

Ael(ii) Fotini diarhod(on) ad imp(etum).

3°
**AEL · FOTINI DI
AGESSAM · ADIMP**

Ael(ii) Fotini diagessam(ias) ad imp(etum).

TRADUCTION.

1° Collyre nardinum (au nard) de Aelius Fotinus, à
appliquer dans du blanc d'œuf (1) pour la période
aiguë de l'ophthalmie.

2° Collyre diarhodon (à la rose) de Aelius Fotinus
pour la période aiguë de l'ophthalmie.

3° Collyre diagessamias (à la terre de Samos) de
Aelius Fotinus pour la période aiguë de l'ophtalmie.

I. — AEL(II) FOTINI NARDIN(VM) EX OVO AD IMP(ETVM).

1° AELIVS FOTINVS. — Le *gentilicium Aelius* était très-
répandu chez les Romains ; il n'est même pas nouveau
sur les cachets, qui nous ont déjà donné le nom de

(1) Sur cette traduction, cf. Sichel, *Nouveau recueil,* n° 85,
p. 87.

P. Aelius Theophiles (1). Le *cognomen* Fotinus est, au contraire, assez rare; une inscription du musée de Vérone (2) mentionne un Q. Catius Photinus, ce qui est une orthographe différente du même *cognomen*.

2° Nardinvm. — Ce collyre se rencontre sur de nombreux cachets. MM. Grotefend et Klein ont donné l'indication des textes anciens qui en font mention; nous n'avons pas à y revenir (3).

Le collyre *nardinum*, sans indication de maladie, se lit sur cinq cachets (4); les affections contre lesquelles on l'emploie sont : *impetus lippitudinis* (5), *impetus* (6), *lippitudo* (7), *diathesis* (8); il est aussi recommandé *ad claritatem* (9).

3° Impetvs. — Le docteur Sichel s'exprime ainsi au sujet de ce mot : « *Ad impetum* ou *ad impetum lippitudinis*, pour combattre la première violence ou la première attaque de l'ophthalmie, et surtout avant qu'il soit survenu de sécrétion muqueuse. *Post impetum*,

(1) Grotefend, n° 2.

(2) C. I. L., t. V, n° 3460.

(3) Grotefend, n° 7; Klein, *Stempel roemischer Augenaertze*, n° 117.

(4) Grotefend, n° 99, Loriquet, *Reims sous la domination romaine*, p. 283; Grotefend, n° 100, C. I. L., t. VII, n° 1320; Grotefend, n° 103; Klein, n° 125; Garnier, *Mémoires de la Société des antiquaires de Picardie*, t. XXVI, 1880, p. 14 du tirage à part.

(5) Grotefend, n° 7, C. I. L., t. III, n° 1636.

(6) Grotefend, n° 13, C. I. L., t. V, n° 8124.

(7) Grotefend, n° 102.

(8) Klein, n° 117.

(9) Mowat, *Bulletin de la soc. des Ant. de Fr.*, séance du 19 janvier 1881.

par conséquent, signifie un collyre utile après que la première violence de l'ophthalmie est passée, et qu'elle est déjà sur son déclin ou accompagnée de sécrétion muqueuse (1). »

Le mot *impetus* est un de ceux qui se rencontrent le plus fréquemment sur les cachets. La liste des collyres *ad* ou *post impetum, ad* ou *post impetum lippitudinis,* sera donc longue : *album lene medicamentum ad impetum lippitudinis* (2), *authemerum ad impetum* (3), *cycnarium a. i.* (4), *diaglaucen post i. l.* (5), *dialibanum a. i.* (6), — *a. i. ex ovo* (7), *diasmyrnes p. i. l.* (8), — *p. i. l. ex ovo* (9), — *bis p. l. i. ex ovo* (10), *p. i.* (11), *ad imp. ocu.* (12), *dicentetos p. i.* (13), *diarhodon a. i.* (14), —

(1) *Nouveau recueil,* p. 29; cf. *Cinq cachets inédits,* p. 14.

(2) Brambach, *Corpus inscriptionum rhenarum,* n° 1901, Grotefend, n° 10.

(3) Grotefend, n° 9.

(4) Brambach, *C. I. R.,* n° 76; Grotefend, n° 93.

(5) *Ephemeris epigraphica,* t. III, p. 147.

(6) Grotefend, n° 42.

(7) Id., n° 7, *C. I. L.,* t. III, n° 1636.

(8) Grotefend, n° 7, *C. I. L.,* t. III, n° 1636; Grotefend, n°ˢ 24, 49, *C. I. L.,* t. VII, n° 1312; Grotefend, n°ˢ 55, 59, 76; Brambach, *C. I. R.,* n° 1878; Grotefend, n° 90.

(9) Grotefend, n° 78.

(10) Grotefend, n° 47, *C. I. L.,* t, VII, n° 1310.

(11) Grotefend, n° 19; Desjardins, *Monuments de Bavai,* p. 79; Grotefend, n° 37; Allmer, *Inscriptions de Vienne,* n° 406; Loriquet, *Reims sous la domination romaine,* p. 286; Grotefend, n° 87; Klein, n° 121.

(12) Klein, n° 115.

(13) *Ephemeris epigraphica,* t. II, p. 450.

(14) Grotefend, n° 4; Desjardins, *Mon. de Bavai,* p. 103; Grotefend, n°ˢ 35, 92.

p. i. (1), *diealebanum a. i. l. ex ovo* (2), *lene hygia
a. i. l.* (3), *lene medicamentum a. i.* (4), *nardinum
a. i. l.* (5), — *a. i.* (6), *penicillum lene a. i. l. ex ovo* (7),
lene penicillum a. i. l. e lacte (8), — *lene p. i.* (9)
sphragis a. i. l. (10).

III. — AEL(II) FOTINI DIARHOD(ON) AD IMP(ETVM).

DIARHODON. — M. Grotefend, au n° 4 de son recueil,
et M. Klein au n° 117, donnent l'indication des textes
des auteurs anciens concernant le collyre *diarhodon,*
ce collyre est souvent désigné par les auteurs sous le
nom de *diarhodon Nili;* Oribasius en donne la raison :
« *collyrium quod ad Nilum auctorem refertur ex
rosis* » (11).

Il est écrit sur les cachets avec ou sans la lettre *h.*
Il se rencontre deux fois sans indication de maladie (12),
et figure à côté des affections dont les noms suivent :

(1) Grotefend, n° 42.

(2) Id., n° 73, *C. I. L.*, t. VII, n° 1316.

(3) Comarmond, *Musée lapidaire de Lyon*, p. 423, n° 113;
Grotefend, n° 72.

(4) Id., n° 75, *C. I. L.*, t. III, n° 6018; Grotefend, n° 104.

(5) Grotefend, n° 7, *C. I. L.*, t. III, n° 1636.

(6) Grotefend, n° 13, *C. I. L.*, t. V, n° 8124.

(7) Grotefend, n° 20; Duvernoy, *Notice sur Montbéliard
antérieurement à ses premiers comtes,* pl. XI.

(8) Grotefend, n° 76.

(9) *Jahrbücher des Vereins*, etc., heft LVII (1870), p. 137.

(10) Thédenat, *Bulletin critique*, août 1880, p. 137.

(11) Oribasius, *Synopscos* VIII, XXXVIII, 128 E, *M. A. P.*

(12) Grotefend, n°ˢ 71, 86.

ad fervorem (1), *ad impetum* (2), *post impetum* (3), *ad omnem lippitudinem* (4), *ad lippitudinem* (5), *ad suppurationem ex ovo* (6).

III. — AEL(II) FOTINI DIAGESSAM(IAS) AD IMP(ETVM).

Diagessamias. — C'est la seconde fois seulement que le collyre *diagessamias* apparaît d'une façon certaine sur un cachet d'oculiste. M. Grotefend (7), et après lui M. Klein (8), en publiant le cachet de Bouguenais (Loire-Inférieure), aujourd'hui conservé au musée de Nantes, ont donné de ce mot une explication fort satisfaisante ; ce collyre est celui que les Grecs nommaient : Διὰ γῆς Σαμίας ou Ἀστήρ (9). Sur le cachet de Nantes, on

(1) Maffei, *Galliae antiquitates quaedam selectae*, édit. de 1733, p. 75 ; Grotefend, n° 41.

(2) Grotefend, n° 4 ; Desjardins, *Monuments de Bavai*, p. 103 ; Grotefend, n° 93.

(3) Id., n° 42.

(4) Desjardins, *Mon. de Bavai*, p. 98 ; Klein, n° 117.

(5) Parenteau, *Catalogue du musée de Nantes* (2ᵉ édition), n° 266 ; Klein, n° 121.

(6) *Jahrbücher des Vereins...*, heft LVII, p. 200.

(7) *Bullettino dell' Instituto di corrisp. archeol.*, 1870, p. 190 et suivantes.

(8) Klein, n° 121. — cf. Parenteau, *Catal. du musée de Nantes*, 2ᵉ édition, p. 103, n° 266.

(9) Cf. Τὸ διὰ γῆς Σαμίας (κολλύριον) τέρεννον ἐπιγραφόμενον (Gallien, περὶ συνθέσεως φαρμάκων τῶν κατὰ τοπούς, l. IV, c. VIII, p. 757 du t. XII) ; (Κολλύριον) κύκνος διὰ γῆς Σαμίας (id., *ibid.*, p. 759) ; τὸ (κολλύριον) διὰ γῆς Σαμίας Πακκίου ὀφθαλμικοῦ (id., *ibid.*, p. 760) ; nous aurons plus loin occasion de parler du médecin *Paccius*.

lit *diagesam*, par un seul *s*; M. Klein attribue ce fait
à la négligence du graveur; le cachet que nous publions
aujourd'hui, et où le mot *diagessam* a deux *s*, donne
pleinement raison à ses conjectures. Nous renvoyons
au mémoire de M. Klein pour l'indication des principaux textes concernant ce collyre. La terre de Samos
est souvent mentionnée par les auteurs; M. Klein n'a
pas cru utile de dresser une longue liste de ces passages qui, le plus souvent, se répètent, et il a eu
raison; néanmoins nous en reproduirons deux que
nous croyons intéressants, parce qu'ils précisent ce
que les médecins anciens entendaient par γῆ σαμία et
ἀστήρ, et établissent une distinction entre ces deux
mots. Le premier texte est d'Oribasius : « *Samia vero
terra anteferenda est quae candidissima est, levis, tan-
genti linguae glutinis modo adhaerescens, succosa, mollis,
friabilis : qualis est quam quidam collyrium vocant. Ejus
duae sunt species : ea quae modo est dicta, et aster qui
samius nominatur : estque haec glebosa, et colis modo
densa* (1). » De son côté Aetius s'exprime en ces termes :
« *Utimur autem altera ejus* (terrae samiae) *specie fre-
quentius, quam sane samium asterem, id est samiam stel-
lam vocant. . . . . . . praestat autem* stella samia terrae
samiae, *eo quod glutinositatem et vim obducendi meatus
ampliorem possideat* (2). »

(1) Oribasius, *Medicinalium collectorum, ad imperatorem
Julianum Caes. Aug.*, lib. XIII, Γ, col. 452 D, *M. A. P.*

(2) Aetius, *Tetrabiblos* I, sermo II, cap. vi, col. 65 D-F. *M. A. P.*
Cf. sur ces deux textes Dioscorides qui avait fait la même
distinction avant les auteurs que nous venons de citer
(περὶ ὕλης ἰατρικῆς, l. V, c.clxxi περὶ σαμίας γῆς, p. 822 du t. I.)

Sur le cachet publié par M. Klein le collyre Διὰ γῆς Σαμίας est employé *ad lippitudinem* (1).

III.

CACHET DE COSMOS.

Arles-sur-Rhône (Bouches-du-Rhône.)

Ce cachet, dont nous devons les empreintes à M. Jules de Laurière, a été découvert à Arles, en 1879, sur l'emplacement du théâtre antique. Peu de temps après sa découverte il a été communiqué à la Société des Antiquaires de France (2). C'est une petite pierre plate, d'un gris verdâtre, genre serpentine, rectangulaire, de 27 millimètres de long sur 22 millimètres de large; elle est légèrement bombée d'un côté; un éclat a enlevé la moitié des lettres sur une des tranches; trois des côtés portent des inscriptions grecques; le quatrième semble n'avoir jamais été gravé.

(1) Il faut, très-probablement, lire aussi DIAGE(*ssamias*) sur le cachet de Bayeux (Grotefend, nº 1), et renoncer à la correction de Grotefend, qui consistait à remplacer le G par un C, et à transcrire DIACE(*ratos*), διὰ κέρατος. Rever, qui est le premier éditeur de cette pierre, a lu DIAGE. En 1869, Lambert a donné le dessin du monument dans son *Épigraphie romaine du Calvados* (planche V, nº 12; cf. p. 34) : d'après ce dessin, il est hors de doute que la pierre porte DIAGE. Nous aurions donc trois mentions du collyre *diagessamias* sur les cachets d'oculistes.

(2) Héron de Villefosse, *Bulletin de la Société des Antiquaires de France*, 1879, p. 87 et suivantes.

Ce cachet offre un intérêt tout spécial, c'est le premier connu où les inscriptions soient en langue grecque.

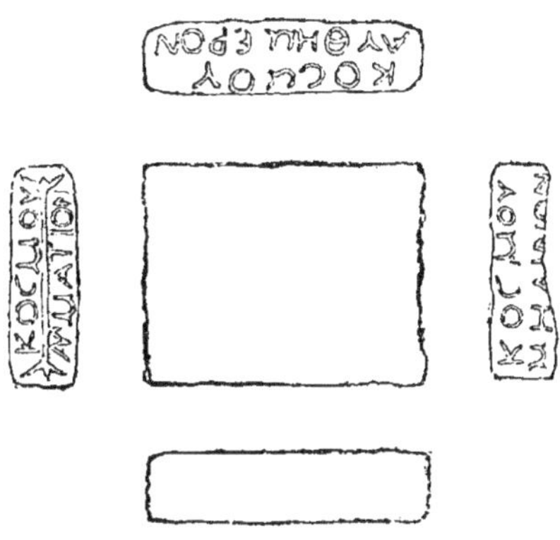

TRANSCRIPTION.

1°   K OCMOY

            MHAINON

Κόσμου μήλινον.

2°   K O C M O Y

            ΛΥΘΗΜΕΡΟΝ

Κόσμου αὐθήμερον.

3°   K O C M O Y

            APMATION

Κόσμου ἀρμάτιον

TRADUCTION.

1° Collyre melinum de Kosmos.

2° Collyre authemerum de Kosmos.

3° Collyre armation de Kosmos.

L'epsilon de αὐθήμερον, à la tranche 2ᵉ, est lunaire. Sur la tranche 3ᵉ, le A et le P de ἀρμάτιον sont liés; les deux lignes sont séparées par une barre horizontale, qui, à chaque extrémité, se bifurque en trois petites arêtes; cette particularité n'existe pas sur les autres tranches. Les caractères sont négligés; les μ sont d'une forme peu commune et qui indique une époque déjà avancée; les sigma sont lunaires.

I. — KOCMOY MHΛINON.

1° KOCMOΣ. — Martial et Juvénal citent un certain *Cosmus* renommé pour ses parfums (1). Marcellus signale quatre remèdes différents qui portaient le nom du médecin *Cosmus* (2). Fabretti a publié une petite inscription qu'il avait relevée dans une collection particulière et qui renferme le nom d'un médecin ainsi désigné : KOCMA IATROY (3); nous ajouterons, comme rapprochement curieux, que St-Cosme (Κοσμᾶς), qui vivait à la fin du iii° siècle, était médecin; ce qui, au moyen âge, le fit adopter comme patron par les chirurgiens. Rien ne peut nous autoriser à retrouver dans ces différentes mentions autre chose que des noms analogues à celui de notre oculiste. Κοσμᾶς est une autre forme du nom de Κόσμος.

2° MHΛINON. — Ce collyre se rencontre sur plusieurs cachets; souvent il n'est accompagné, comme ici,

(1) Juvénal, *Sat.* VIII, 86; Martial, lib. I, LXXXVIII, 2; III, LV, 1 ; XI, VIII, 9.

(2) Marcellus, *M. A. P. de Medicamentis*, : *Collyrium quod habuit Cosmus medicus inter arcana, mirificum ad omnia oculorum vitia*, col. 266 G. — *Remedium Cosmi medici ad anginam*, col. 301 F. — *Antidotus cosmiana quae mire facit ad colum*, col. 377 E. — *Purgatio qua Cosmus medicus frequenter usus est, quae hiera minor dicitur*, 383 H.

(3) *Inscriptiones antiquae*, p. 543, n° 396.

d'aucun nom de maladie (1); il figure, sur d'autres cachets, *ad claritatem* (2), *ad claritatem et caliginem* (3), *ad omnem dolorem* (4); il est accompagné de l'adjectif *delacrimatorium* (5), et des mots *delacrimatorium ex emendato pulvere* (6). Pline, Dioscorides, Galien et les autres médecins anciens ont fait souvent mention de ce collyre; MM. Grotefend et Klein ont donné l'indication des textes qui s'y rapportent (7).

II. — ΚΟϹΜΟΥ ΑΥΘΗΜΕΡΟΝ.

1° ΑΥΘΗΜΕΡΟΝ. — Ce mot a été relevé sur un certain nombre de cachets. Galien a qualifié ainsi quelques collyres (8); mais Galien lui-même et les autres auteurs emploient plus souvent le mot *monemerum* ou *monohemerum*, qui semble avoir le même sens : « Collyriis monohemeris *ab unius diei usu* appellatis utendum

(1) Grotefend, n° 92, Héron de Villefosse, *Antiquités d'Entrains*, n° 18; Caylus, *Recueil d'Antiquités*, t. I, p. 226; Brambach, *C. I. R.*, n° 75; Grotefend, n° 94; Grotefend, n° 105; Grotefend, *Bullettino dell' Instituto di corrisp. archeol.*, 1868, p. 104; Klein, n° 122; *C. I. L.* VII, n° 1309, Klein, n° 118; Klein, n° 123 (?).

(2) Grotefend, n° 48, Caylus, *Recueil*, t. I, p. 227, *C. I. L.*, t. VII, n° 1311.

(3) Grotefend, n° 26.

(4) Grotefend, n° 73, *C. I. L.*, t. VII, n° 1316.

(5) Caylus, *Recueil*, t. I, p. 230; Grotefend, n° 88.

(6) Castan, *Mémoires de la Société d'émulation du Doubs*, 4ᵉ série, t. III (1868), p. 33, séance du 6 juillet 1867, Klein, n° 113.

(7) Grotefend, n° 26, p. 46; Klein, n° 113, p. 14.

(8) Galien, Περὶ συνθέσεως φαρμάκων τῶν κατὰ τόπους, liv. IV. c. VIII, p. 754 et 755 du t. XII, édit Kühn.

est (1); » — « Collyria quae *ab uno die* monohemera dicuntur Graecis (2); » — « Collyria monohemera, *id est diaria* (3); » — « Collyria monohemera, *id est unius diei* (4). » Sichel a distingué entre ces deux mots, et, tout en les regardant comme « à peu près synonymes », il leur a donné un sens différent. Collyrium *monohemeron* signifierait : « *Collyre qui guérit dans l'espace d'un jour,* » et collyrium *authemerum* : collyre « *qu'on emploie le jour même de l'invasion* » (5). Il ne nous semble pas que, dans la plupart des cas, les auteurs anciens aient fait cette différence. Galien cite un collyre αὐθημερόν guérissant *aussitôt* les φλεγμονάι (Σκυλάκιον, αὐθη-μερὸν φάρμακον ἐπιτετευγμένον, ΠΑΡΑΧΡΗΜΑ λύει τὰς φλεγμονάς)(6). Marcellus cite un collyre *monemerum* ainsi appelé « quod dolores in impetu STATIM tollit (7) ». Les mots *monohemerum* ou *authemerum* n'étaient pas des noms particuliers à des collyres, mais désignaient toute une catégorie de collyres : « Ceterum *monohemera* collyria haec sunt: collyrium monomelum, pelarium... etc. (8) ». Alexander Trallianus, de son côté, divise ces collyres

(1) Paulus Aegineta, *De re medica*, III, XXII, col. 432 D, **M. *A*. P.**

(2) Alexander Trallianus, *De arte medica*, II, I, col. 169 D.

(3) Aetius, *Tetrabiblos* II, *sermo* III, c. IV, col. 304 B.

(4) Id. *ibid.*, *sermo* III, c. CI, col. 345 G.

(5) Sichel. *Nouveau recueil*, p. 106.

(6) Galien, *l. c.*

(7) Marcellus, *de Medicamentis*, 93 *b*, **M. A. O.**

(8) Aetius, *Tetrabiblos* II, *sermo* III, c. CI, col. 345 G-346. — D'ailleurs le nom du collyre *monomelon* n'est pas sans analogie avec le nom général *monohemerum*; après l'avoir cité, notre auteur l'explique ainsi qu'il suit : *collyrium monomelon appellatum, eo quod ex unica specilli inductione curat.*

en deux classes : « Reprimentium collyriorum et quae, *ab uno die, monohemera* dicuntur Graecis, duplex quaedam differentia existit :... quae *mediocriter* reprimunt et ad incipientes lippitudines conveniunt; ...quae *plus* astringunt et *efficacius* repellunt (1). »

D'ailleurs la division que fait le médecin ancien des collyres *monohemera* en deux classes se retrouve sur une des tranches d'un cachet qui était conservé en 1767 dans le cabinet des jésuites de Lyon :

L · CAEMI · PATERNI · AVTHE
MER · LEN · EX · O · ACR · EX · AQ

L(ucii) Caemi(i) Paterni authemer(um) len(e) ex o(vo), acr(e) ex aq(ua) (2).

Dans le texte suivant, *monohemerum* est certainement employé non pas comme substantif, mais comme adjectif : « *Collyrium reprimens, admodum generosum, monohemerum* (3). »

Voici la liste des collyres *authemera* relevés sur les cachets : *Authemerum ad impetum* (4), — *lene ex ovo, acre ex aqua* (5), — *ad epiphoras et omnem lippitudi-*

(1) Alexander Trallianus, *De arte medica*, II, I, col. 169 D-170.

(2) Grivaud de la Vincelle, *Recueil de monuments antiques*, t. II, p. 286, pl. xxxvɪ, 4, Grotefend, nᵒ 11, Wilmanns, *Exempla*, nᵒ 2759.

(3) Alexander Trallianus, *De arte medica*, II, ɪ, col. 170 F.

(4) Grotefend, nᵒ 9.

(5) *Id.*, nᵒ 11, Wilmanns, *Exempla*, nᵒ 2759.

nem (1), — *stactum opobalsamatum ad cicatrices* (2),
— *ex ovo* (3), — *lene* (4).

III. — KOCMOY APMATION.

APMATION. — Nous avons parlé, à propos du mot
Χάρμα qui se lit sur le cachet *des Martres d'Artières* (5),
d'un collyrium *harma*, en grec ἅρμα, mentionné par Marcellus (6) et par Scribonius Largus (7), et d'un collyre
ἀρμάτιον connu par Galien (8) et plusieurs autres auteurs.
Nous sommes portés à croire que les collyres ἅρμα et
ἀρμάτιον n'en font qu'un : ἅρμα serait le substantif ser-
vant de nom au collyre, ἀρμάτιον serait l'adjectif tiré de
ἅρμα et qualifiant le mot κολλύριον. Aetius donne en effet
au nom de collyre *harmation* la même signification
qu'au nom *harma* : « Collyrium *harmation* id est *cur-*

----

(1) Grivaud de la Vincelle, *Recueil*, t. II, p. 284, pl. xxxvi, 4.
Grotefend, n° 59.

(2) Grivaud de la Vincelle, *Recueil*, t. II, p. 287, Grotefend,
n° 79; la lecture AVTHE pour AMIE est une conjecture de
Grotefend; ne pourrait-on pas, avec plus de raison, lire
AMI[m]E, pour *amime(tum)* ?

(3) Buhot de Kersers, *Congrès de Châteauroux*, 1873, p. 262.

(4) Héron de Villefosse, *Bulletin des Antiquaires de
France*, 1879, p. 207, Thédenat, *Revue archéologique*, septembre 1879, p. 155, cf. Ernest Desjardins, *Seconde lettre à M. le
docteur Fournié*, dans la *Revue médicale*, 1880, n°s 2-3, p. 69.

(5) Cf. notre n° I, *cachet de C. Tittius Balbinus*.

(6) Marcellus, *De medicamentis*, ch. viii, col. 273 H, *M. A. P.*

(7) Scribonius Largus, *De compositione medicamentorum*,
XXVIII, col. 198 G, *M. A. P.*

(8) Galien, Περὶ συνθέσεως φαρμάκων τῶν κατὰ τόπους, l. IV,
viii, p. 779 du t. XII, édit. Kühn.

rus (1). » Voici quelle est, d'après Marcellus, la formule du collyre *harma* :

Aeris usti et loti	denar.	IV.
Tureae arboris corticis	»	IV.
Ammoniaci guttae	»	IV.
Gummi	»	IV.

teruntur haec ex aqua pluviali.

Le collyre ἁρμάτιον de Galien était composé comme il suit :

Aeris usti et loti	drachm.	VIII.
Ammoniaci thymiamatis	»	VIII.
Lapidis haematitae	»	VIII.
Corticis thuris	»	VIII.
Gummi	»	VIII.

excipe aqua pluviali ac utere cum aqua.

On voit que la composition de ces deux collyres diffère peu ; d'ailleurs les médecins, tout en conservant le nom d'un collyre déjà connu, modifiaient souvent sa composition. « *Non praeterit me, habere te prudentes ocularios, quibus si nomina dixeris collyriorum in hoc libro scriptorum, contendant forsan se quoque habere eadem composita : sed si pondera aut effectus comparare voles, longe diversos invenies. Ego enim ipse eodem nomine multa composita, non iisdem ponderibus et rebus interdum habeo : sed his maxime probatis utor. Nec utique adfirmo non posse et alios eadem habere, nam et ipse ab aliis accepi* (2). »

(1) *Tétrabillos* II, sermo IV, cap. X, col. 357 B et 358 D, *M.A.P.*

(2) Scribonius Largus, *De comp. med.*, XXXVIII, col. 200 A-B, *M. A. P.* — Cf. Thédenat, *Bulletin critique*, août 1880, p. 116, à propos du collyre *sphragis.*

Nous avons dit plus haut qu'avant la découverte du
cachet d'Arles, on ne connaissait pas encore.de cachet
d'oculiste à légendes grecques. Il est bon d'ajouter
qu'on trouve des empreintes grecques sur de petits vases
destinés sans doute à contenir des collyres, empreintes
produites par des cachets analogues dans la pâte encore
molle, avant la cuisson. Ces vases sont de très-petites
dimensions, et leur orifice est très-étroit. Tout le monde
connaît le vase trouvé à Tarente et portant l'inscription
grecque :

IAC₀N₀C

ΛΥΚΙ₀N

Après avoir appartenu a Tòchon d'Annecy (1), il
était entré dans la collection de M. le docteur Sichel;
il fait aujourd'hui partie du cabinet de M. le commandant R. Mowat. Millin a publié un autre vase exactement semblable, avec la même inscription, et trouvé
aussi à Tarente (2). Panofka en a signalé un troisième
exemplaire (3). Sur un quatrième vase, provenant,
dit-on, de Tarente, on lit :

HPAKΛEIOY

ΛΥKON

(1) Tòchon d'Annecy l'a publié et en a donné le dessin
dans le mémoire intitulé : *Dissertation sur l'inscription
grecque* IACONOC ΛΥKION *et .sur les pierres antiques qui
servaient de cachets aux médecins oculistes,* p. 1 et suiv., avec
pl., Paris, 1816.

(2) Millin, *Description d'un vase trouvé à Tarente,* Paris,
1814, in-8, avec pl.; Tòchon donne également le dessin du
vase de Millin, *op. laud.,* pl. 2.

(3) *Corpus inscriptionum graecarum,* n° 5779.

Ἡρακλείου λύκ[ι]ον (1).

Sur un cinquième, trouvé à Catane « *in parva olla terracea vel, ut Castellus dicit, in phiala, vulgo lacrymatoria dicta* », on lit :

NEIKIA.

ΛΥΚΙΟΝ

Νεικία λύκιον (2).

Sur un sixième vase, en plomb, « *vasculum plumbeum,* » provenant d'Athènes, et conservé au Musée Britannique, on lit :

ΛΥΚΙΟΝ ΠΑΡΑ ΜΟΥΣΑΙΟΥ

λύκιον παρὰ Μουσαίου (3).

Enfin, sur un septième petit vase, en terre d'un gris rougeâtre, qui faisait partie de la collection Raifé, on lisait :

ΛΥΚΙΟΝ

(1) *C. I. G.*, n° 8512. Sichel (*Cinq cachets inédits de médecins-oculistes romains*, p. 20-21) donne, sur ce monument, le renseignement suivant : « M. Dubois, sous-conservateur « des Antiques au Musée royal, a eu la bonté de me com- « muniquer, au moment où je corrigeais les épreuves de la « dernière partie de ce travail, une gravure inédite, repré- « sentant un vase à collyre semblable à celui publié par « Tôchon, qui porte l'inscription : ΗΡΑΚΛΕΙΟΥ ΛΥΚΟΝ (pour « ΛΥΚΙΟΝ), *Lycium d'Heracleius.*)

(2) *C. I. G.*, n° 5684.

(3) *C. I. G.*, n° 8556 *b*.

Cette dernière inscription, au lieu d'être imprimée à l'aide d'un cachet, avait été tracée à la pointe. Ce vase n'a pas été décrit dans le catalogue de la vente Raifé; il a été acheté par M. Sichel (1).

Le *lycium* ne s'employait pas seulement contre les maladies des yeux, la médecine en faisait un usage beaucoup plus général. Tôchon d'Annecy donne une nomenclature assez complète des textes des médecins anciens concernant le *lycium* (2).

On doit remarquer la provenance habituelle de ces petits vases, *en terre*, trouvés tous à Tarente ou à Catane. Les inscriptions qu'ils portent sont conçues comme celles du cachet d'Arles : un nom d'homme au génitif, suivi du nom du remède au nominatif. Un petit vase en terre, trouvé à Eryx (c'est dire qu'il a la même provenance que les autres), porte le nom de :

ΚΟΕΜΟΥ (*avec un epsilon lunaire*),

qui, certainement, est une mauvaise lecture pour ΚΟ[C]ΜΟΥ (3).

Or, *Cosmos* est précisément le nom inscrit sur le cachet d'Arles dont nous avons parlé ci-dessus.

Pour compléter les renseignements qui concernent les estampilles appliquées tantôt sur les récipients, tantôt sur les remèdes eux-mêmes, il faut encore rappeler plusieurs autres monuments :

1° Un vase conservé à Londres, « *patella ex terra*

(1) Le renseignement nous a été donné par M. Fr. Lenormant, auteur du *Catalogue de la collection Raifé*, 1857.

(2) *Op. laud.*, p. 9 et suiv.

(3) *C. I. G.*, n° 5522.

cretacea rubra (*quales falso dicuntur* Samian ware), *rep. Londinii.* » Le fond porte en relief ces mots :

Q · IVL · SENIS · CR
OCOD · AD · ASPR

Q(uinti) Iul(ii) Senis crocod(es) ad aspr(itudines) (1).

2° La précieuse découverte de Reims, comprenant plusieurs collyres solides, en forme de bâtonnets. Ces bâtonnets portent des estampilles obtenues à l'aide de cachets d'oculistes (2).

3° Le fragment de vase, avec inscription en relief, découvert en 1765 à Saint - Remy (Bouches - du - Rhône) (3). Il est malheureusement perdu aujourd'hui.

CDVRONCLET I
CHELIDOADCAL

C(aii) Duron(ii) Cleti (4) *chelido(nium) ad cal(iginem).*

(1) *C. I. L.*, t. VII, n° 1314; cf. Ch. Robert, *Mélanges d'archéologie et d'histoire,* p. 9 et 10.

(2) Sichel, *Nouveau recueil,* p. 72 et 77; cf. Duquénelle et E. Baudrimont, *Journal de pharmacie et de chimie,* janvier-juillet 1863, Ch. Robert, *Mélanges d'archéologie et d'histoire,* p. 10; *Traité de médecine de Celse,* traduction du Dr Védrènes, in-8, 1876, planche III, où les instruments de chirurgie et le cachet, découverts en même temps que les bâtonnets, sont dessinés.

(3) Comte de Caylus, *Recueil d'antiquités,* t. VII, p. 261, pl. LXXIV. D'après une note manuscrite de Séguier, nous en avons donné une copie meilleure : Héron de Villefosse, *Inscriptions de Saint-Remy,* n° 29, p. 29 et suiv., p. 43, 44, du tirage à part (Extrait du *Bulletin monumental,* t. LXIV et LXV, 1878 et 1879); *Bulletin des Antiquaires de France,* 1879, p. 91 ; c'est cette copie de Séguier qui est reproduite ici.

(4) Cf. le même surnom *Claetus* et *Cleta* dans deux inscriptions d'Espagne: *C. I. L.*, t. II, n°s 2903 et 2268.

Le collyre *chelidonium* était employé par les médecins oculistes anciens contre les obscurcissements de la
vue (*voir* Pline, *H. N.*, VII, 41 ; XXV, 50 ; cf. Sichel,
Nouveau recueil, p. 10, 11, 47 ; Grotefend, n° 6, p. 21).

4° L'inscription suivante, qui se trouve sous un flacon
en verre, de forme carrée, découvert en Hongrie :

PACCI
ALCIM
ALCIM
PACCI

Cette inscription a été publiée dans le *Corpus Inscriptionum latinarum* (1). Dans son remarquable travail
sur *la Verrerie antique*, M. Frœhner (2) l'a expliquée
ainsi :

P(ublii) Acci(i) Alcimi.

Ne pourrait-on pas y voir une empreinte médicale et
transcrire :

Alcimi pacci(anum) ?

Nous donnons cette nouvelle interprétation sous
toutes réserves, en faisant toutefois remarquer que le
collyre *paccianum* est connu par plusieurs cachets (3) et

(1) T. III, n° 6014, 3.
(2) *Nomenclature des verriers grecs et romains*, n° 15, p. 17.
(3) Grotefend, n° 43, *C. I. L.*, t. V, 8124 ² ; Grotefend, n° 74 ;
Ern. Desjardins, *Revue archéologique*, avril 1873, et *Mon. de
Bavai*, p. 110 ; Legoy, *Comptes rendus de la Société française
de numismatique et d'archéologie*, t. I (1869), p. 248, Klein,
n° 125.

par des textes de Galien, d'Aetius, de Nicolaus Myrepsus ; le nom *Paccianum* est commun à plusieurs collyres (1). L'inscription d'Alcimus est gravée en relief
sous le fond d'un flacon en verre (nous venons d'en
signaler une [vase de Londres], gravée en relief sur le
fond d'un vase en terre). Or nous savons, par des
textes d'auteurs anciens, que certains collyres devaient
être conservés dans des vases en verre (2) ; Alexan-

(1) Galien : *Sphragis Paccii* (Περὶ συνθέσεως φαρμάκων τῶν
κατά τοπούς. l. IV, c. viii, p. 751 du t. XII) ; *collyrium ex terra
samia Paccii ophthalmici* (*ibid.*, p. 760) ; *collyrium asclepiadeum Paccii* (*ibid.*, p. 772) ; *collyrium instillatitium Paccii,
ut Themison* (*ibid.*, p. 782). — Aetius : *Collyrium enstactum,
id est instillatitium, Paccianum appellatum* (*Tetrabiblos* II ,
sermo iv, c. cxi, col. 359 F-G) ; *Collyrium asclepiadeum Paccii* (*ibid.*, sermo iii, c. cix, col. 354 C-D). — Nicolaus Myrepsus : *Collyrium pacianum domini Seleucensis, a nonnullis dias-
menum vocatum* (*De collyriis*, sect. xxiv, c. xlvii, col. 661 H).
— « Quant au nom de ce collyre, il vient d'un médecin
« célèbre, Paccius Antiochus, qui vivait au temps d'Auguste
« et qui acquit une si grande réputation pour les remèdes
« qu'il préparait lui-même et dont il avait le secret, que son
« nom devint, pour ainsi parler, synonyme de toute prépa-
« ration efficace (Desjardins, *Monuments de Bavai*, p. 111
« et suiv.). » Sur tout ce qui concerne les collyres *Paccianum*
cf. Desjardins, *loc. cit.* Voyez aussi les détails curieux donnés
sur ce médecin par Scribonius Largus, *De compos. med.*,
c. xiii, col. 209 C-E., **M. A. P.**

(2) Les médecins anciens indiquent souvent la nature du
récipient dans lequel le collyre doit-être conservé. Dans Marcellus seul, nous relevons une liste de renseignements de
cette nature : *Intra pyxidem aeream condes* (*De medicamentis*, c. viii, col. 271 B) ; *recondes in doliolo vitreo* (*ibid.*) ; *in
pyxide cuprea recondes* (*ibid.*, c.) ; *recondes in vasculo vitreo*

der Trallianus, entre autres, donne une indication semblable, et la fait suivre de l'avis fort commun à notre époque « agiter avant de s'en servir! » Il s'agit d'un *hygrocollyrium ad hebetudinem oculorum;* après l'énumération des ingrédients qui doivent entrer dans la composition, l'auteur ajoute : « *Post mixturam igitur, usque ad dies tres diligenter laevigato, atque in* vas vitreum *conjicito : et, quum uti voles, vas agitato* (1). »

5° La marque ci-dessous gravée, qui a été appliquée sur une tuile à l'aide d'un timbre. Le monument a été trouvé, en Tyrol, dans les environs de *Levico,* au lieu dit *Marter,* au milieu de ruines romaines ; il appartient à M. J.-B. Zanella, de Trento, qui a bien voulu nous en

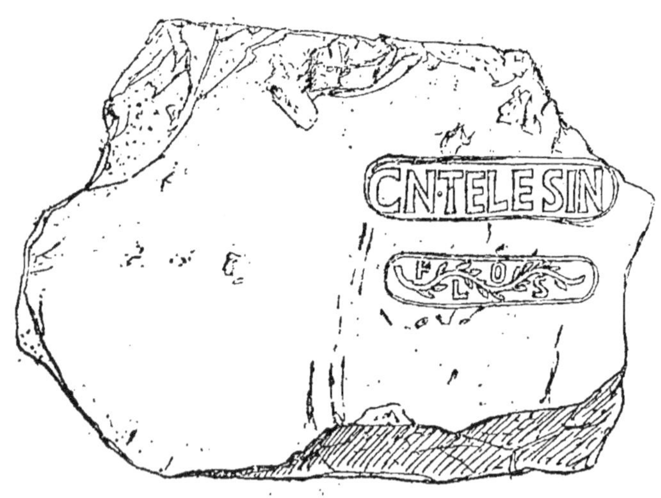

(*ibid.* D.); *in vasculo fictili repone et signa* (*ibid.* col. 272 E). Les mots *doliolum vitreum* désignent probablement ces barillets en verre qu'on trouve assez fréquemment en Gaule.

(1) Alexander Trallianus, lib. II, V, col. 174 F., *M. A.*

adresser un excellent dessin (1). Il serait difficile de rattacher directement cette estampille aux quatre précédentes, qui se rapportent à des oculistes; cependant l'inscription de Levico doit avoir aussi un caractère *médical*. La tuile sur laquelle elle est imprimée servait sans doute de couvercle à un récipient, destiné à contenir ce qui est désigné par le mot FLOS. — Comme le grec ἄνθος, le mot *flos* était souvent employé par les anciens pour désigner la partie la meilleure, la plus fine, la plus pure, la plus délicate d'une chose. A Pompéi on a trouvé sur plusieurs amphores les lettres G F (2) qui doivent se traduire par *g(ari) f(los)*, comme l'a prouvé M. Dressel (3). *Flos olei, flos salis, flos gypsi, flos cerae, flos muriae...* etc., se rencontrent également. Nous avons en français des expressions correspondantes, *fleur de farine*, *fleur de soufre*, par exemple. — Le mot *flos* a été relevé sur un cachet d'oculiste qui porte, sur une de ses tranches, l'inscription *flos ro(s)-m(arini)* (4). Dans les écrits des médecins anciens on le remarque assez fréquemment : *flos aeris* (χαλχοῦ

P. — Un charmant petit vase en terre cuite, à couverte orangée, récemment découvert dans les fouilles de Breny (Aisne) et qui fait partie du cabinet de M. Moreau, porte sur la panse l'inscription MISCE tracée au pinceau et en couleur noire.

(1) Ce timbre a été déjà reproduit dans le *C. I. L.*, t. V, n° 8110, 337.

(2) *C. I. L.*, t. VII, n° 2570 et suiv.

(3) *Bullettino della Commissione archeologica municipale*, 1879, p. 93.

(4) Robert, *Mélanges d'archéologie et d'histoire*, p. 17, Klein, n° 115.

ἄνθος) (1), *flos petrae Asiae* (2), *flos junci rotundi* (3)... etc.

Sur la tuile de M. Zanella on distingue un petit rameau dans les ondulations duquel sont disposées les quatre lettres FLOS; cela porterait à croire que ce mot n'est pas pris ici au figuré, mais qu'il s'agit véritablement d'une fleur, probablement employée en médecine, dont les propriétés auraient été découvertes ou utilisées par *G(aius)* N..... *Telesinus*. Les médecins anciens, en effet, connaissaient les vertus des fleurs de certaines plantes et en faisaient usage; c'est ainsi que Actuarius et Nicolaus Myrepsus (4) nous donnent la recette d'un médicament qu'ils nommaient *antidotus e floribus*, et dans la composition duquel entraient les fleurs suivantes : *flores rosmarini coronarii, rosarum, violarum;* Celse employait la fleur de la violette blanche pour soigner les blessures (5); Galien (6) et Oribase (7) vantent, en plusieurs endroits, les propriétés salutaires de la fleur de saule; nous ferons même remarquer que le rameau flexible marqué sur notre empreinte, rappelle le saule ou un arbuste analogue. Les noms de *G. N... Telesinus* sont placés, comme ceux de tous les médecins oculistes, avant le remède qu'ils doivent déterminer. Le cogno-

(1) Celsus, *Medicina*, l. V, xx, 1; Pline, *H. N.* XXXIV, 24-1; Galien, p. 242 du t. XII, édit. Kühn.

(2) Galien, p. 756 du t. XI, édit. Kühn.

(3) *Id.*, p. 74 du t. XIV. — Voir la table de Galien, au mot *flos*.

(4) Actuarius, *De Meth. med.*, l. v, c. vi, col. 266 F-G ; Nicolaus Myrepsus, *De Antidotis*, sect. i, c. lxiiii, col. 374 B-C.

(5) *Medicina*, l. V, c. xi.

(6) T. X, p. 89.

(7) *Synopseos* l. I, c. xii, col. 20 c.

men *Telesinus* est formé sur le nom de *Telesia* (1),
ville du Samnium, aujourd'hui *Telese*.

IV.

CACHET DE M. CLAUDIUS MARTINUS ET DE M. [CLAUDIUS]
FILONIANUS.

Reims (*Marne*).

Nous avons publié ce cachet peu de temps après sa
découverte, et à l'insu l'un de l'autre (2). C'est à l'obligeance de MM. Duquénelle et Maxe-Verly, que nous en
devions les empreintes. Il fait partie du riche cabinet
de M. Duquénelle.

Le cachet de M. Claudius Martinus a été trouvé à
Reims, rue des Moulins, au mois de juin 1879. C'est une
pierre ardoisière, de couleur verte ; ses dimensions
sont : 34 millimètres de longueur, sur 32 de largeur
et 8 d'épaisseur. Les quatre tranches sont gravées ;
l'une ne contient que quatre lettres dont la dernière
est inachevée ; quatre lignes, tracées pour guider la
main du graveur, sont très-visibles.

(1) Les inscriptions de cette ville ont été publiées par
M. Mommsen dans ses *Inscriptiones regni Neapolitani latinae*,
n° 4834 et suiv.

(2) Héron de Villefosse, *Bulletin de la Société des Anti-*
quaires de France, 1879, p. 206 et suiv.; H. Thédenat, *Revue*
archéologique, septembre 1879 ; cf. Ernest Desjardins,
Seconde lettre à M. le docteur Édouard Fournié sur les cachets
d'oculistes chez les Romains, dans la *Revue médicale*, 1880,
n°ˢ 2-3, p. 69.

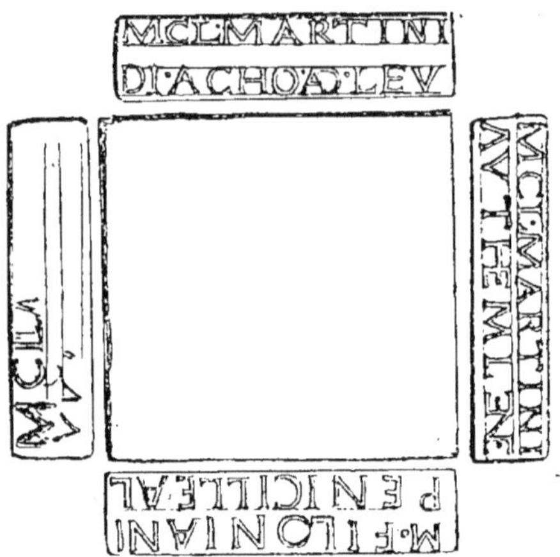

Il nous a été impossible 'de reproduire dans notre
dessin le plat du cachet, que nous n'avons pas eu entre
les mains et qui est, à cet endroit, trop fruste pour
qu'on ait pu en prendre une empreinte. Au milieu de
traits gravés en tous sens et par une main peu exercée,
M. Duquénelle a cru reconnaître les lettres M ‖ C ‖ CN
à peine accusées et disposées sur trois lignes (1).

Sur la tranche 1, ligne 2, les lettres A et D du mot
ad sont liées ; il en est de même pour les lettres H et E
du mot *authemerum*, et ENE du mot *lene*, à la deuxième

(1) Comme nous avons eu l'occasion de le dire plus haut,
en publiant le cachet des Martres d'Artières, ce sont souvent les noms ou les initiales des noms de l'oculiste qu'on
retrouve sur les plats. Il est donc probable que les deux
premières lettres signifiaient *M(arcus) C(laudius)* ; quant aux
deux autres nous n'en voyons pas la signification ; du reste,
l'état de la pierre les rend incertaines. Le groupe CN cependant pourrait être une lecture fautive de M?

ligne de la tranche 2. Les lettres sont belles, mais plus petites sur les tranches 1 et 2 que sur la troisième.

TRANSCRIPTION.

1.
M CL · MARTINI
DI · ACHO · AD · LEV

M(arci) Cl(audii) Martini diacho(les) ad leu(coma).

2.
MCL · MARTINI
AVTHEM LENE

M(arci) Cl(audii) Martini authem(erum) lene.

3°
M · FILONIANI
PENICILLE A L

M(arci) Filoniani penicil(lum) le(ne) a(d) l(ippitudinem).

4°
MCLᴵ . . . . .

M(arci) Cl(audii) M[artini]. . . .

TRADUCTION.

1° Collyre diacholes de M. Claudius Martinus, contre le leucoma.

2° Collyre doux (non mordant) authemerum de M. Claudius Martinus.

3° Éponge douce de M. Filonianus contre la lippitudo.

I. — M. CL(AVDII) MARTINI DIACHO(LES) AD LEV(COMA).

1° M. CLAVDIVS MARTINVS. — Le gentilicium Claudius et

le cognomen Martinus étaient fort répandus dans toutes
les parties de l'empire Romain. Neuf oculistes, au
moins, ont porté le gentilicium Claudius (1) ; l'un
d'entre eux s'appelait *L. Claudius Martinus* (2) et ne
différait du nôtre que par le prénom ; le cachet qui
porte son nom a été trouvé à Naix (Meuse).

2° DIACHOLES. — Ce collyre était, comme l'indique son
nom (διὰ χολῆς), à base de fiel. Il a déjà été remarqué
sur un cachet trouvé à Compiègne (3). Le fiel était d'un
usage très-fréquent dans la médecine, et particulièrement dans la confection des collyres ; si on voulait rele-
ver tous les textes anciens où il en est fait mention, on
y rencontrerait les noms de presque tous les animaux.
Nous en citerons quelques exemples ; l'homme sera,
comme il est juste, mentionné le premier. « *Miletus
(scripsit) oculorum suffusiones felle hominis sanari* (4). »
*Fel accipitrum, aquilae, bovis castrati, callionymi piscis,
cameli, canis, capri, capreae, castoris, catelli, chamae-
leontis, avis cinaedi, corvi marini, crocodili, equi marini,
erinacei terrestris, felis, galli, galli gallinacei maxime
albi, gallinae candidae, hyaenae, hirci, hirci agrestis,*

(1) Grotefend, n° 17 ; Grotefend, n° 18 ; Wilmanns, *Exempla*, n° 2756 *a* ; Grotefend, n° 19 ; Desjardins, *Monuments de
Bavai*, p. 78 ; Grotefend, n° 20 ; Duvernoy, *Notice sur le pays de
Montbéliard antérieurement à ses premiers comtes*, pl. XI ; Grotefend, n° 22 ; Desjardins, *Mon. de Bavai*, p. 114 ; Grotefend,
n° 23, *C. I. L.* t. VII, n° 1308 ; Grotefend, n° 24 ; Castan,
Mémoires de la Société d'émulation du Doubs, séance du
14 novembre 1874 et *Rev. archéol.*, nouvelle série, t. XXVIII,
p. 397 ; Klein, n° 128.

(2) Grotefend, n° 21.

(3) Grotefend, n° 35.

(4) Pline, *H. N.*, XXVIII, II, 4 ; cf. Dioscorides, l. II, c. XCVI.

hirundinis, leporis, milvi, muris, ovis, perdicis, phragri piscis, porci, ranae marinae, scari, scorpii marini ou *scorpii piscis, suis, tauri, testudinis marinae, ursi, viperae, vituli, vulpis, vulturis,* etc. (1). Tous ces fiels sont indiqués par les auteurs anciens comme propres à combattre différentes affections des yeux, mais surtout l'*albugo* ou *leucoma* (2). Il est à remarquer que, le plus souvent, le fiel est employé mélangé avec le miel. Il ne faut pas croire cependant que tout fiel était employé indifféremment ; on connaissait sa force à sa couleur, qu'on choisissait plus ou moins foncée suivant qu'on avait besoin d'un collyre plus ou moins énergique : « *Igitur et tu fellis colori diligenter animum attendito, quum medicamentum quod fel accipiat conficies. Scito ergo, si praeparando medicamento fel impense flavum injicias, te illud calidius esse facturum ; si pallidum, mediocriter calidum* (3). » On recherchait aussi, suivant les cas, le fiel de tel ou tel animal : « *Minorum animalium* (fel) *subtilius intelligitur, et ideo ad oculorum medicamenta utilius existimatur* (4). » — « *Ceterum volatilium animalium biles omnes tum acriores tum sicciores sunt quam quadrupedum, et inter ipsas quoque volucres gallinarum et perdi-*

(1) Cette liste de fiels est empruntée aux auteurs anciens, Pline, Scribonius Largus, Dioscorides, Galien, Q. Serenus, Priscianus, Oribasius, Marcellus, Alexander Trallianus, Actuarius, etc.

(2) Dioscorides, *loc. cit.*

(3) Oribasius, *Medicin. collect.*, l. XV, c. ii, col. 517 F ; cf. Galien, Περὶ τῆς τῶν ἀπλῶν φαρμάκων κράσεως καὶ δυνάμεως, X, ii, 13, p. 276 du t. XII. éd. Kühn ; Aetius, *Tetrabiblos* I, *sermo* II, cap. cvi, col. 84 B-E.

(4) Pline, *H. N.*, XXVIII, xl, 1.

cum biles ad medicinae usum probatiores habentur. Accipitrum vero et aquilarum impendio acres sunt... His itaque earum cognitis differentiis atque affectibus, qui plus, quique minus desiccari postulant cognitis, si unam modo quampiam opere fueris expertus, inde ad alias transire poteris per methodum, ut semper quae affectui commoda sit adhibeatur (1). » On n'employait pas toujours le fiel à l'état frais; Sextus, après avoir recommandé l'emploi du fiel de chèvre contre les *caligines*, ajoute : « *Hoc fel quanto vetustius fuerit, tanto melius erit* (2). » Il fallait donc le conserver; voici le procédé indiqué par Oribasius : « Χολὴ, *id est fel; ejus servandi omnis est haec ratio : Fel recens capito, osculum lino obligato, tamdiu in ferventi aqua teneto quamdiu spatium trium stadiorum quis currendo conficeret : mox eximito, umbroso et humoris experte loco siccato. Quod vero oculorum medicinae servandum est, ligatum lino in vitreum vas, quod mel habeat, immittito, lini principio ad os vasis circumvoluto, et operto vase recondito* (3). » Dioscorides avait déjà donné la même recette, et pour ainsi dire dans les mêmes termes (4).

3° LEVCOMA. — C'est la première fois que cette maladie se rencontre sur un cachet; mais elle apparaît à chaque page dans les textes des médecins grecs et latins. Ces

(1) Galien, *l. c.* p. 280; cf. Pline, Oribasius, Aetius, *ll. cc.*

(2) Sexti philosophi platonici liber de *Medicina ex animalibus*, cap. IV, col. 688 G., **M. A. P.**

(3) Oribasius, *Medicin. collect.*, l. XII, lettre X, col. 450 A-B; cf. l'indication du même procédé dans Pline, **H. N.**, XXVIII, XL.

(4) Περὶ ὕλης ἰατρικῆς, l. II, c. XCVI dans le t. I de l'édition Sprengel, ou t. XXV de la collection Kühn.

derniers lui donnent aussi le nom *albugo*, et emploient tantôt l'un tantôt l'autre de ces deux mots, quelquefois les deux réunis dans le même texte (1), ce qui donnerait peut-être à penser qu'ils faisaient entre ces termes une certaine différence, et que *albugo* avait un sens plus général que *leucoma*. Le texte suivant d'Alexander Trallianus semblerait confirmer cette dernière supposition : « *Haec etiam (cedria) schirrosas albugines, quae Graeci* leucomata *quoque appelant, extenuat* (2). » *L'albugo* ou *Leucoma* consiste en une taie blanche sur la cornée transparente de l'œil (3); Galien la définit ainsi : « *Cicatrices quae fiunt in oculis superficie tenus, nebulas nominant; quae vero profundum petunt albugines* (dans le texte grec λευκώματα) (4); » et dans un autre endroit : « *Albugo* (λεύκωμα) *nihil a cicatrice differt, nisi quod ex ulcere major cicatrix simul et crassior in iride nascitur, quam albuginem* (λεύκωμα) *nominant* (5). » Le même médecin donne la formule de plusieurs collyres contre le *Leucoma* (6). L'un d'entre eux, comme celui de *M. Claudius Marcellus*, est à base de fiel : « *Adalbugines* (λευκώματα) *medicamentum comprobatum, quod multos juvit : perdicis masculi felle ex melle illinito* (7). » D'ailleurs nous avons déjà fait remarquer que les auteurs indiquent très-souvent le fiel comme propre à combattre cette

---

(1) Marcellus, *De medicamentis,* col. 276 G, *M. A. P.*

(2) Alexander Trallianus, *De arte medica,* lib. II, c. v, col. 173 E, *M. A. P.*

(3) Cf. Littré, *Dictionnaire de médecine,* au mot *albugo.*

(4) Περὶ εὐπορίστων, l. ii, c. iv, 6, p. 411 du t. XIV.

(5) Εἰσαγωγὴ ἡ ἰατρὸς, c. xvi, p. 773 du t. XIV.

(6) Περὶ εὐπορίστων, l. i, c. v, p. 349 du t. XIV; l. iii, p. 497; *ibid.,* p. 522.

(7) Περὶ εὐπορίστων, l. iii, p. 497 du t. XIV.

affection : « *Felle catelli dierum septem oculi ex melle inuncti cito a* leucomate *liberabuntur* (1). » Marcellus formule ainsi qu'il suit la manière de préparer un collyre à base de fiel, contre le *leucoma :* « *Fel vituli diligenter collectum ad cotylae mensuram in vas aereum mittitur, tenuique igne admoto, ita excoquitur ut spissetur, deinde mellis boni tantum mittitur, quantum fellis illius decocti remanserit.....* etc. (2). » Nous ne voulons pas multiplier indéfiniment les exemples ; nous ne pouvons cependant pas nous dispenser de reproduire ici, d'après la Bible, le récit de la guérison du vieux Tobie. Affligé d'une *albugo* ou *leucoma*, il en fut guéri à l'aide du fiel d'un poisson rapporté par son fils. L'auteur sacré raconte que le jeune Tobie, se lavant les pieds dans le Tigre, fut attaqué par un énorme poisson. L'ange Raphaël qui l'accompagnait lui dit : « Incide piscem, et sumens jecur et cor et *fel*, repone tuto...» Et dixit puer angelo : Azaria frater, quid est cor et jecur et *fel* piscis? Et dixit ei :..... *Fel* autem, unge hominem·qui habet *albugines* in oculo, et sanabitur (Ἡ δὲ χολὴ, ἔγχρισαι ἄνθρωπον ὅς ἔχει λευκώματα ἐν τοῖς ὀφθαλμοῖς, καὶ ἰαθήσεται) (3). » Quand ils se mettent en route pour revenir, l'ange dit à Tobie : « Sume autem ad manum *fel* piscis..... et Raphael dixit : Scio ego quia aperiet oculos pater tuus. Tu unge *fel* in oculos ejus, et erosus deteret, et abjiciet *albugines*, et videbit te (Σὺ ἔγχρισον τὴν χολὴν εἰς τοὺς ὀφθαλμοὺς αὐτοῦ, καὶ δηχθεὶς διατρίψει, καὶ ἀποβαλεῖται τὰ λευκώματα, καὶ ὄψεταί σε)..... Et Tobit..... apprehendit patrem suum, et inspersit *fel* super oculos

(1) Marcellus, *l. c.*
(2) Id., *ibid.*
(3) Tobit, édition Didot, c. ᴠɪ, 4-8.

patris sui dicens : Confide, pater. Ut autem erosi sunt,
detrivit oculos suos et *desquamatae* sunt ab angulis oculorum *albugines* (καὶ ἐλεπίσθη ἀπὸ τῶν κάνθων τῶν ὀφθαλμῶν
αὐτοῦ τὰ λευκώματα), et videns filium suum procidit super
collum ejus (1). » Ce remède peut bien être qualifié
authemerum. Il est curieux de rapprocher les mots
desquamatae sunt albugines d'un texte de Marcellus :
Aussitôt, dit-il, qu'on aura appliqué le collyre sur l'œil
atteint du leucoma « *emittet squamam* (2). »

Il est digne de remarque que le *leucoma* et l'*albugo*
si souvent mentionnés dans les auteurs ne se soient
rencontrés jusqu'à ce jour sur aucun cachet, si ce n'est
sur celui que nous publions ici; nous supposons, en
nous appuyant sur la définition de Galien citée ci-dessus, que cette maladie est souvent désignée par le mot
cicatrices qui revient environ trente-cinq fois sur les
pierres sigillaires des oculistes romains; c'est sans
doute encore l'*albugo* ou *leucoma* que mentionne le
cachet de Saint-Albans (Hertfordshire) :

FL · SECVNDI

A T A L B A S

Fl(avii) Secundi a[d] albas (*cicatrices*) (3).

II. — M(ARCI) CL(AVDII) MARTINI AVTHEMERVM LENE.

AVTHEMERVM LENE. — Nous avons, au sujet du cachet
d'Arles, parlé du mot *authemerum*; en outre, nous
avons cité le texte d'Alexander Trallianus, divisant

---

(1) Tobit, édit. Didot, c. xi, 4-13.
(2) Marcellus, *l. c.*
(3) Grotefend, n° 47, C. I. L., t. VII, n° 1310.

les collyres *monohemera* en deux classes : *Collyria quae mediocriter reprimunt*, et *collyria quae plus astringunt* (1), le collyre *authemerum* de M. Cl. Martinus était un collyre doux, sans doute un de ceux qu'Alexander Trallianus aurait classé parmi les *mediocriter reprimentia*. L'adjectif *lenis*, qualifiant un collyre, se rencontre souvent sur les cachets.

III. — M(ARCI) [CL(AVDII)] FILONIANI PENICIL(LVM) LE(NE) A(D) L(IPPITVDINEM).

1° M. FILONIANVS. — Le cognomen *Filionanus* est fort rare ; c'est la première fois qu'on le lit sur un cachet d'oculiste. Le gentilicium n'est pas exprimé. Filonianus était probablement frère ou parent de M. Claudius Martinus, et portait le même gentilicium ; c'est pour cela qu'on ne l'a pas répété. Nous avons dit plus haut que beaucoup d'oculistes appartenaient à la gens Claudia : sur un cachet de Nîmes on trouve un collyre précédé du génitif pluriel *Claudiorum*, comme si le remède avait été possédé ou inventé par deux ou plusieurs membres de cette famille, qui étaient tellement connus qu'on ne prenait même pas la peine de les désigner par leurs cognomina.

2° PENICILLVM LENE. — *Penicillum lene* signifie pinceau d'éponge douce, et non pas pinceau de charpie. Sichel (2), et plus récemment le docteur Camuset (3), ont adopté cette dernière interprétation ; cependant

(1) Cf. ci-dessus notre n° III, *cachet de Cosmos.*

(2) *Nouveau recueil*, p. 26.

(3) *Un nouveau cachet d'oculiste gallo-romain*, p. 5 (extrait de la *Gazette des hôpitaux*, 15 décembre 1879).

MM. Grotefend (1) et Desjardins (2) ont déterminé le sens du mot *penicillus* à l'aide d'un texte de Pline qui ne laisse subsister aucun doute. *Mollissimum genus earum (spongiarum) penicilli oculorum tumores levant ex mulso impositi,* ce que M. Littré traduit : « Les éponges les plus fines sont *employées à faire des plumasseaux* ; appliqués avec du vin miellé sur les yeux, ces plumasseaux en dissipent le gonflement (3). » D'après cette traduction on serait peut-être tenté de croire que le nom *penicillus* n'est donné qu'à l'espèce de pinceau fabriqué avec l'éponge, et non au produit naturel ; il n'en est rien cependant, comme le prouve le texte suivant du même auteur : *Trogus auctor est circa Lyciam penicillos mollissimos nasci in alto, unde ablatae sint spongiae (4) ;* le *penicillus* est donc, selon Pline, une éponge plus fine, plus douce, qui pousse en pleine mer, sur l'emplacement d'où l'on a arraché les éponges. On doit rapprocher de l'expression *penicillum lene,* afin d'en éclairer le sens, le cachet suivant :

C · CINTVS · BLAN
DI · SPONG · LENI

G(aii) Cintus(minii) Blandi spong(ia) leni(s) (5).

(1) P. 32.

(2) *Revue archéologique,* 1873 : *Deux nouveaux cachets d'oculistes romains,* p. 13 du tirage à part.

(3) *H. N.* XXXI, xlvii, 2.

(4) *H. N.* XXXI, xlvii, 6.

(5) Ce cachet était autrefois conservé dans le cabinet des Jésuites, au collége de Lyon : Boissieu, *Inscriptions antiques de Lyon,* p. 252, Grotefend, n° 15, Wilmanns, *Exempla,* n° 2757.

On peut citer encore ce texte de Galien (il s'agit du traitement des granulations des paupières) : « ... εἶτα σπόγγῳ μαλακῷ τὸ ἀπορρέον ἐκλαμβάνοντες, προστέλλοντές τε τὰ βλέφαρα τὸ λοιπὸν τῆς τραχύτητος (1). La traduction latine des mots de Galien serait : *spongia leni* ou *penicillo leni*. D'ailleurs l'éponge ne servait pas simplement à enlever les humeurs de la plaie, elle avait elle-même une vertu curative qui rendait son emploi supérieur à celui de la charpie : « *Ceterum spon-* « *gia nova non sicut lana aut linamentum materia dun-* « *taxat est, quae humores irrigando excipiat, sed etiam* « *manifeste desiccat. Id quod scies, si ea sola utaris in* « *vulnere cum aqua aut oxycrato aut vino pro diversitate* « *videlicet corporum... glutinabit siquidem ea similiter* « *atque medicamenta quae vocantur enaema* (2). » — « *De* « *cetero recentes (spongiae) discutiunt, molliunt, miti-* « *gant* (3). » Calcinées, les éponges sont employées « pour combattre certaines maladies de la vue : « *et* *oculorum causa comburuntur in cruda olla figulini operis,* *plurimum proficiente eo cinere contra scabritias genarum,*

(1) Galien, Περὶ συνθέσεως φαρμάκων τῶν κατὰ τόπους, l. IV, c. ii, p. 710 du t. XII, édit. Kühn.

(2) Galien, Περὶ τῆς τῶν ἁπλῶν φαρμάκων κράτεως καὶ δυνάμεως, lib. XI, ch. ii, 11, p. 376 du t. XII de l'édit. Kühn. — Καινὸς δ'ὁ σπόγγος αὐτὸς καθ' ἑαυτὸν οὐχ ὡς ἔριον ἢ μοτὸς τιλτὸς, ὕλη μόνον ἐστὶ τῶν ἐπιβρεχομένων ὑγρῶν, ἀλλὰ καὶ ξηραίνει σαφῶς. Εἴτη δὲ χρησάμενος ἐπὶ τραύματος αὐτῷ μόνῃ μεθ' ὕδατος ἢ ὀξυκράτου ἢ οἴνου κατὰ τὰς τῶν σωμάτων διαφορὰς, ὡς προείρηται, κολλήσει γὰρ αὐτὰ παραπλησίως τοῖς ἐναίμοις ὀνομαζομένοις φαρμάκοις.

(3) Pline, *H. N.*, XXXI, xlvii, 2. — Dans les *Métamorphoses* d'Apulée, lib. I, Panthia se sert d'une éponge pour fermer la blessure que Méroé a faite à Socrate : *quod vulnus, qua maxime patebat, spongia offulciens Panthia..,,* etc.

excrescentesque carnes, et quidquid opus sit ibi destrin-
gere, spissare, explere (1). » — « *Spongia usta, acris*
et digerentis facultatis est. Haec bitumine imbuta, et
adhuc ardens, ut sicca reddatur, facit ad sanguinis
eruptiones ex vulnere. Si bitumen non suppetat, pice
illinenda est. Spongia vero nova per se manifeste desic-
cat. Id nosces si ea sola utaris ad vulnera ex aqua, vel
oxycrato, vel vino : perinde enim glutinabit ac medi-
camenta quae sistendo sanguini apta sunt (2). »

Le *penicillum*, presque toujours accompagné de l'épithète *lene*, figure sur les cachets à côté des maladies
suivantes : *lippitudo* (3), *omnis lippitudo* (4), *impetus*
lippitudinis (5), *impetus* (6); on le rencontre réuni aux
mots : *e lacte* (7), *e mulso ex ovo* (8), *ex ovo* (9); souvent
il n'est suivi du nom d'aucune maladie (10).

(1) Pline, *H. N.*, XXXI, xlvii, 6.

(2) Oribasius, *De facultate simplicium medicamentorum per*
ordinem elementorum, de rebus Σ *incipientibus*, spongia,
col. 609 D-E, *M. A. P.*-Cf. Dioscorides, Περὶ ὕλης ἰατρικῆς,
lib. V, c. cxxxvii, p. 804 du t. Ier.

(3) Thédenat, *Bulletin critique*, août, 1880, p. 117.

(4) Brambach, *C. I. R.*, n° 1297, Grotefend, nos 14, 59, 78.

(5) Grotefend, n° 20, Duvernoy, *Notice sur le pays de Mont-*
béliard, pl. xi; Grotefend, n° 76.

(6) *Jahrbücher des Vereins von Alterthumsfreunden im*
Rheinlande, 1876, LVII, p. 200.

(7) Grotefend, n° 76.

(8) Desjardins, *Monuments de Bavai*, p. 93, et *Revue archéol.*,
avril 1873, p. 263.

(9) Grotefend, nos 14, 20, 39; *C. I. L.*, t. VII, n° 1312;
Castan, *Mém. de la Soc. d'émulation du Doubs* (séance du 14 novembre 1874), *Rev. archéol.*, nouvelle série, t. XXVIII, p. 397.

(10) Grotefend, nos 22, 39, 49, 64, 69; Castan, *loc. cit.*;
Klein, n° 118; Desjardins, *Revue médicale*, 1881, n° 22, p. 789.

3° Lippitvdo. — Les interprètes d'Horace (1) traduisent ce mot « *chassie* ». Ce n'est pas le sens médical du mot (2). *Lippitudo* a une signification plus générale et veut dire ophthalmie (3). Les cachets d'oculistes indiquent de nombreux médicaments destinés à combattre cette affection ; c'est en les étudiant qu'on parviendra sans doute à fixer le sens précis que donnaient au mot *lippitudo* les médecins anciens (4) ; en voici la liste :

Album lene medicamentum ad lip. oculorum (5), *anodynum ad omnem l.* (6), *arpaston ad recent. l.* (7) *authemerum ad om. l.* (8), *diages[s]am. a. l.* (9), *diarhodon a. o. l.* (10), — *a. l.* (11), *diasmyrnes ad sedatus*

(1) Horace, sat. I, v, 30 :

> *Hic oculis ego nigra meis collyria lippus*
> *Illinere...*

et v. **49** :

> *Namque pila lippis inimicum et ludere crudis.*

(2) Desjardins, *Lettre à M. le docteur Fournié sur les cachets d'oculistes*, dans la *Revue médicale*, mars 1879, p. 15 du tirage à part.

(3) Desjardins, *Monuments de Bavai*, p. 95-96.

(4) Id., *Lettre au docteur Fournié*, loc. cit.

(5) Caylus, *Recueil d'antiquités*, t. I, p. 231, Grotefend, n° 31.

(6) Grotefend, n° 56.

(7) Buhot de Kersers, *Congrès de Châteauroux*, 1873, p. 262.

(8) Grotefend, n° 59.

(9) Parenteau, *Catalogue du musée de Nantes*, 2ᵉ édition, n° 266, Klein, n° 121.

(10) Desjardins, *Monuments de Bavai*, p. 96.

(11) Klein, n° 121.

l. (1), — *post l.* (2), *faeon a. l.* (3), *lene a. o. l.* (4), *nardinum a. l.* (5), *paccianum a. l. ex ovo* (6), *penicillum a.
o. l.* (7), — *lene a. o. l.* (8), — *lene a. l.* (9), — *lene a. o.
l. ex. ovo* (10), *theodotium a. o. l.* (11), *turinum ad l.* (12).

Souvent *lippitudo* est précédé du mot *impetus :
Album lene medicamentum ad impetum lippitudinis* (13),
diaglaucen post impetum lippitudinis (14), *diasmyrnes
post impetum lippitudinis* (15), *dealebanum ad impetum
lippitudinis ex ovo* (16), *lene hygia ad impetum lippitudinis* (17), *nardinum ad impetum lippitudinis* (18), *peni-*

(1) Grivaud de la Vincelle, *Recueil de monuments antiques,*
t. II, p. 287, Grotefend, nᵒ 79.

(2) Grotefend, nᵒ 29, Desjardins, *Monuments de Bavai,* p. 107.

(3) Grotefend, nᵒ 80.

(4) Orelli, nᵒ 4233, Grotefend, nᵒ 65.

(5) Grotefend, nᵒ 102.

(5) *Comptes rendus de la Soc. franç. de num. et d'arch.,*
t. I, p. 248, Klein, nᵒ 125.

(7) Grotefend, nᵒ 78.

(8) Grotefend, nᵒ 59.

(9) Thédenat, *Bullet. crit.,* août 1880, p. 115.

(10) Grotefend, nᵒ 14, Wilmanns, *Exempla,* nᵒ 2756.

(11) Grotefend, nᵒ 59.

(12) Garnier, *Notice sur un cachet d'oculiste romain,* dans
le t. XXVI des *Mémoires de la Société des Antiquaires de
Picardie* (1880), p. 11 du tirage à part..

(13) Brambach, *C. I. R.,* nᵒ 1901, Grotefend, nᵒ 10.

(14) *Ephemeris epigraphica,* t. III, p. 147.

(15) Grotefend, nᵒ 7, *C. I. L.,* t. III, nᵒ 1633; Grotefend, nᵒˢ 24,
47, *C. I. L.,* t. VII, nᵒ 1310; Grotefend, nᵒ 49, *C. I. L.,* t. VII,
nᵒ 1312; Grotefend, nᵒˢ 55, 59, 76, 78, 90.

(16) Grotefend, nᵒ 73, *C. I. L.,* t. VII, nᵒ 1316.

(17) Grotefend, nᵒ 72.

(18) Grotefend, nᵒ 7, *C. I. L.,* t. III, nᵒ 1636.

cillum lene ad impetum lippitudinis e lacte (1), — *ad
imp. lip. ex ovo* (2), *sphragis ad imp. lip.* (3). Le terme
lippitudo, est accompagné de l'épithète *sicca* (4) ; on
trouve aussi les *lippitudines* qualifiées *recentes* (5), ou
suivies des mots *oden(tes) die(m)* (6).

V.

CACHET DE MAGILLIUS.

Reims (Marne).

Ce cachet fait partie du cabinet de M. Duquénelle, à
qui nous en devons les empreintes. Il a été trouvé à
Reims ; c'est un schiste ardoisier, de couleur verte ;
d'après les mesures qui nous ont été envoyées par
M. Duquénelle, ses dimensions sont, en largeur,
0,045 m., en hauteur, 0,032 m., en épaisseur, 0,009 m.

On ne voit sur les plats aucune inscription ni aucun
trait ; mais il existe, au milieu de chacun d'eux, un
évidement de la pierre, de forme ovoïde, d'une pro-
fondeur d'un peu plus de 0,002 m. à l'endroit le
plus profond, pratiqué évidemment pour empêcher le
cachet de glisser entre les mains pendant qu'on marque
l'empreinte. C'est, à notre connaissance, le seul cachet
présentant cette particularité.

(1) Grotefend, n° 76.
(2) *Id.*, n° 20.
(3) Thédenat, *Bulletin critique*, août 1880, p. 115.
(4) Grotefend, n° 33.
(5) Grotefend, n° 82, Buhot de Kersers, *Congrés de Châteauroux*, 1873, p. 262.
(6) *Ibid.*

La forme des lettres indique une époque assez basse;
sur la tranche 1 le *M* et le *A* de *Magillius* sont liés;
les *U* sont presque ronds, la partie inférieure du *V* qui
termine la tranche 3 a été emportée par une cassure.
La forme des lettres varie d'une tranche à l'autre, et
quelquefois même d'une ligne à l'autre.

Ce monument a été publié dans le *Bulletin critique* (1).
(Voir la planche ci-jointe, n° V.)

TRANSCRIPTION.

1.   **MAGILLIDIALEP**
            IDOSADCICATRI

Magilli(*i*) *dialepidos ad cicatri*(*ces*).

2.   **MAGILLITH**
            VRINVMC

Magilli(*i*) *thurinum c*(*rocodes*).

3.   **MAGILLIDIOX**
            SVSADCICATRIV

Magilli(*i*) *dioxsus ad cicatri*(*ces*) *v*(*eteres*).

4.   **MAGILLIDIA**
            LEPIDOSC

Magilli(*i*) *dialepidos c*(*rocodes*).

(1) H. Thédenat, *Bulletin critique*, 1er août 1880. — Cf.
E. Desjardins, *Troisième lettre au docteur Ed. Fournié,* dans
la *Revue médicale,* 13 novembre 1880, p. 679.

TRADUCTION.

1° Collyre dialepidos de Magillius, contre les cicatrices (de la cornée transparente) (1).

2° Collyre thurinum safrané de Magillius.

3° Collyre dioxsus de Magillius, contre les cicatrices invétérées (de la cornée transparente).

4° Collyre dialepidos safrané de Magillius.

I. — MAGILLI(I) DIALEPIDOS AD CICATRI(CES).

1° MAGILLIVS. — Ce nom est rare en épigraphie; on le rencontre, mais écrit par un seul *L*, sur des inscriptions de Sens et de Lyon (2), sur une inscription de Tibur (3) et sur une inscription funéraire d'Espagne (4); il ne figurait pas encore parmi les médecins oculistes.

2° DIALEPIDOS. — Ce collyre était d'un usage fréquent, si l'on en juge par le nombre des pierres sur lesquelles il est mentionné; il y entrait principalement, comme l'indique le nom, des squames métalliques. Dans la spirituelle et humoristique étude qu'il a consacrée au

(1) Sur cette interprétation, cf. Sichel, *Cinq cachets inédits de médecins oculistes romains*, Paris, 1849, p. 9.

(2) Julliot, *Catalogue des inscriptions du musée Gallo-romain de Sens*, p. 9, n°s 31 à 381, et *Quelques inscriptions romaines des Musées de Sens et de Lyon*, p. 18; Spon,, *Recherche des antiquités de la ville de Lyon* (édit. L. Renier), p. 173. Un *P. Maglius Priscianus* paraît sur une inscription de Lyon (Boissieu, p, 130); n'est-ce pas une lecture fautive pour *Magilius?*

(3) C. I. L. t. I, n° 1121.

(4) C. I. L. t. II, n° 2907.

cachet de Lons-le-Saulnier, le docteur Camuset, fort
compétent dans la question, le définit : « une préparation faite au moyen d'écailles (λεπίς) ou squames tombées du cuivre qu'on écrouit. C'est le protoxyde de
cuivre, ce que les potiers emploient pour obtenir les
vernis verts (1). »

Λεπίς a le sens de *squames*, mais la nature du métal
qui les fournit n'est pas indiquée par le mot. N'est-ce
pas trop restreindre le sens du mot *dialepidos* que de le
traduire par collyre fait au moyen d'écailles ou squames
tombées du cuivre? Grotefend (2) cite un texte de Pline
recommandant l'usage des squames de fer : « *Squama
ferri ex acie aut mucronibus..... contra epiphoras oculorum assumitur* (3); on peut le compléter par un para-
graphe où Galien attribue aux squames du cuivre, du
fer et de l'acier les mêmes propriétés curatives, mais
avec une énergie différente (4).

Grotefend, outre le texte de Pline reproduit ci-dessus,
renvoie à un chapitre où Dioscorides traite de l'emploi
et de la préparation des squames de cuivre (5), et à la
recette donnée par Marcellus, d'un collyre *dialepidos*,

(1) Camuset, *Un nouveau cachet d'oculiste gallo-romain*,
dans la *Gazette des hôpitaux*, 15 décembre, 1879, p. 6-7 du
tirage à part.

(2) N° 4.

(3) *H. N.*, XXXIV, xlvi, 1, édit. Littré. — Le même
auteur signale l'emploi médical des *squamae plumbi*, ibid.,
XXX, xxxiii, 1.

(4) Galien, Περὶ τῆς τῶν ἀπλῶν... etc.. L. IX, ch. xvi :
Περὶ λεπίδος τῆς ἀπὸ χαλκοῦ καὶ σιδήρου καὶ στομώματος, p. 223
du t. XII, éd. Kühn.

(5) Dioscorides, Περὶ ὕλης ἰατρικῆς, l. V, chap. lxxxix, Περὶ
λεπίδος, p. 752 du t. I, édit. Kühn.

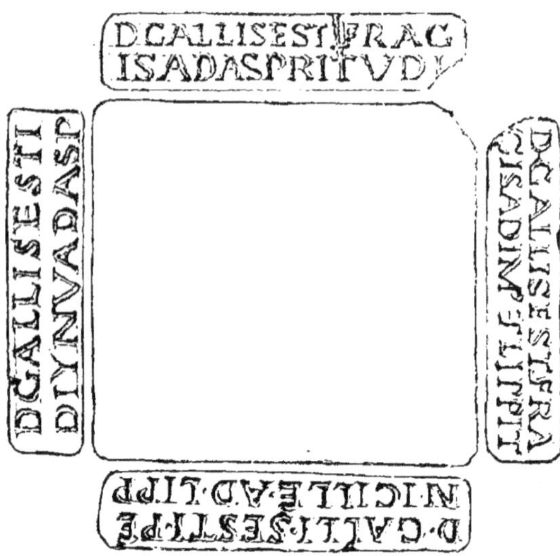

VI

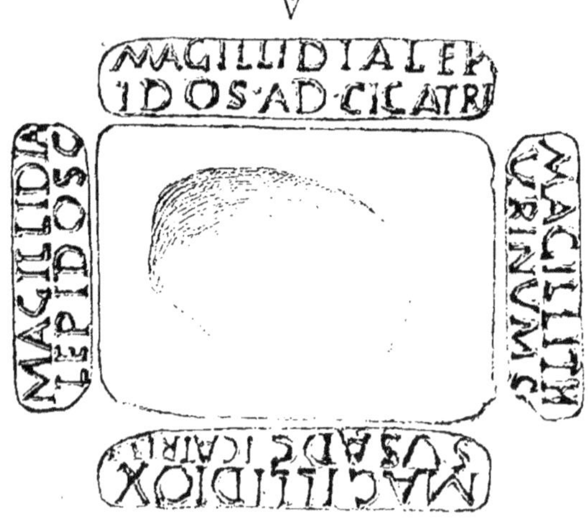

DCALLISESTI FRAC
ISADASPRITVDI
DCALLISESTI FRA
ISADINESLIPIT
DCALLISESTI
DIYNVADASP
D CALLISESTIPE
NICILLEADLIPP

MAGILLIDIALEP
IDOSADCICATRI
MAGILLIT
VRINVMS
MAGILLIDIA
LEPIDOSC
MAGILLIDIOX
VSADCICATRI

V

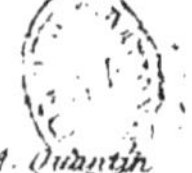

dans lequel, entre autres ingrédients, on remarque les
suivants : *aeris usti*, denar. S. *lepidos*, denar. I. (1).

Le collyre *dialepidos* figure, comme nous l'avons dit,
sur un grand nombre de cachets ; il se rencontre sans
indication de maladies, soit seul (2), soit accompagné
du mot *crocodes* (3) ; seul, il était, d'après les cachets,
employé contre les maladies suivantes : *Aspritudo* (4),

(1) Marcellus, *De medicamentis,* ch. VIII, col. 280 A, *M.
A. P.* — Pour éclaircir et compléter les textes auxquels renvoie Grotefend, on peut consulter, aux endroits indiqués,
les auteurs suivants : Celse, *De medicina,* l. II, ch. XII, 1 ;
l. V, ch. I et *passim*; cf. la table au mot *squama acris,*
édit. Leonardi Targae, Argentorati, 1806. — Oribasius,
Medicin. collect., l. XIV, ch. LVII, col. 483 F, ch. LVIII,
col. 484 A ; l. XV, ch. I, *De metallicis,* A, col. 515 D-E.—Actius,
Tetrabiblos I, sermo III, ch. LIII, *squama aeris,* col. 127 B. —
Paulus Aegineta, *De re medica,* l. VII, ch. III, *incipientia a
littera* A, col. 630 B-C. — Actuarius, *De meth. med.,* l. V,
ch. VIII, col. 273 E, *M. A. P.*

(2) Grotefend, n° 12 ; Desjardins, *Monuments de Bavai,*
p. 108 et planche VII, 3 (sur ce même cachet, Grotefend lit :
Dialepidos ad v[*eteres cicatrices*] (n° 25) ; après l'examen du
dessin donné par M. Desjardins, il nous semble difficile d'admettre cette lecture) ; Grotefend, n°ˢ 60, 92, Héron de Villefosse, *Antiquités d'Entrains,* n° 18, cette pierre porte : *Diallepidum*; Klein, n° 125 ; Desjardins, *Revue médicale,* 1881,
n° 22, p. 789, Thédenat, *Bulletin des antiquaires de France,*
1ᵉʳ juin 1881, et *Revue médicale,* 1881, n° 30, p. 141, Serrure,
Bulletin mensuel de numismatique et d'archéologie, Bruxelles,
1881, n° 1, p. 9 ; Julliot, *Bulletin des antiquaires de France,*
séance du 21 avril 1881.

(3) Grotefend, n°ˢ 10, 40, 50, C. I. L., t. VII, n° 1313 ; Klein,
n° 119 ; H. Thédenat, *Bulletin critique,* 1ᵉʳ août 1880, p. 109.

(4) Grotefend, n°ˢ 42, 49, C. I. L., t. VII, n° 1312 ; Gro-

aspritudo et cicatrices (1), *cicatrices* (2), *veteres cicatrices* (3), *diatheses* (4); on en faisait usage *ad claritatem* (5); réuni au *crocodes*, on l'employait contre les
maladies : *Aspritudines* (6), *cicatrices et scabrities* (7).

3° CICATRICES. — Sur le cachet que nous étudions, le
collyre *dialepidos* est recommandé comme propre à
combattre les cicatrices de la cornée transparente.

Galien définit ainsi cette affection : « *Cicatrix appellatur (exulceratio totas membranas dividens) ubi nigro
oculi ex alto ulcere membranae crassities supervenit, et
color albior apparet* (8). » Il existait aussi des collyres

tefend, nᵒˢ 65, 66, 68, 76, 83, 90 ; Klein, nᵒ 115, Ch. Robert,
Mélanges d'archéologie et d'histoire, p. 17 ; Camuset, *Un nouveau cachet d'oculiste gallo-romain*, dans la *Gazette des hôpitaux*, 15 décembre 1879, p. 6 du tirage à part ; Mowat,
Cachet d'Aelius Tryfon, *Bulletin de la Société des Antiquaires
de France*, séance du 19 janvier 1881 ; A. de Longpérier,
Académie des I. et B.-L., séance du 7 octobre 1881.

(1) Grotefend, nᵒ 54.

(2) Id, nᵒˢ 66, 98.

(3) Id. nᵒ 79.

(4) Id. nᵒ 4, Desjardins, *Monuments de Bavai*, p. 103,
Wilmanns, *Exempla*, nᵒ 2755.

(5) Zangemeister, *Hermes*, t. II (1867), livr. I, p. 67, Grotefend, nᵒ 18, Wilmanns, *Exempla*, nᵒ 2756 *a*. — On a trouvé
dans la forêt de Laigues (Oise) un cachet portant, sur une
tranche qui n'a pas été entièrement gravée, les mots : *Dialepidos ad.* Desjardins, *Mon. de Bavai*, p. 110 ; il faut compléter
probablement par *claritatem*.

(6) Grotefend, nᵒ 14, Wilmanns, *Exempla*, nᵒ 2756 ; Caylus, t. I, p. 230, Grotefend, nᵒ 91, Duvernoy, *Notice sur le
pays de Montbéliard*, planche XI b ; *Ephemeris epigraphica*,
t. II, p. 450, et t. IV, p. 179.

(7) Grotefend, nᵒ 57.

(8) Galien, Εἰσαγωγὴ ἡ ἰατρός, c. XVI, p. 775 du t. XIV, éd. Kühn.

contre les cicatrices des paupières, comme nous l'apprend le cachet suivant :

L · CAEMI · PATERNI · CHE
LID · AD · GENAR · CICA

L(ucii) Caemi(i) Paterni chelid(onium) ad genar(um) cica(trices) (1).

Les cachets nous donnent une longue liste de collyres contre les cicatrices : *Basilium* (2), *chelidonium* (3), *crocodes* (4), *crocodes dialepidos* (5), *crocodes paccianum* (6), *diacholes* (7), *dialepidos* (8), *diamisios*, *diamisus* ou *diamisum* (9), *dioxsus* (10),

(1) Grotefend, n° 11, Wilmanns, *Exempla*, n° 2759.

(2) Grotefend, n° 46, Desjardins, *Mon. de Bavai*, p. 72.

(3) Grotefend, n° 11, Wilmanns, *Exempla*, n° 2759.

(4) Desjardins, *Mon. de Bavai*, p. 108, Grotefend (n° 25), au lieu de *crocodes*, lit *euodes*; Thédenat, *Cachet de Ferox*, dans le *Bulletin critique,* 15 novembre 1880.

(5) Grotefend, n° 57.

(6) Id., *ibid.*

(7) Id., n° 24.

(8) Id., n°s 54, 66, 79, 98.

(9) Id., n° 4, Desjardins, *Mon. de Bavai*, p. 103, Wilmanns, n° 2755; Grotefend, n° 7, C. I. L., t. III, n° 1636; Grotefend, n°s 8, 37, Allmer, *Inscriptions de Vienne*, n° 406; Grotefend, n°s 42, 43, C. I. L., t. V, n° 8124^2; Grotefend, n° 53, C. I. L., t. VII, n° 1318; Grotefend, n° 64, C. I. L., t. VII, n° 1315; Grotefend, n°s 79, 90; Klein, n° 124; Mowat, *Cachet d'Aelius Tryfon, Bulletin de la Société des Antiquaires de France,* séance du 19 janvier 1881.

(10) Garnier, *Notice sur un cachet d'oculiste romain,* dans le t. XXVI des *Mémoires de la Société des Antiquaires de Picardie* (1881), p. 11 du tirage à part.

euodes (1), *galbaneum* (2), *herbidum* (3), *palladium* (4), *stacton* (5), *stactum diasmirnes* (6), *stactum opobalsamum* (7), *terentianum crocodes* (8).

Celse conseille l'emploi de différents collyres, suivant que les cicatrices sont *cavae* aut *crassae* : « *Si cavae sunt, potest eas implere id quod sphaerion vocari dixi, vel id quod Asclepios nominatur..... At si crassae cicatrices sunt, extenuat vel smilion, vel Canopitae collyrium,..... vel Euelpidis pyxinum.* » Enfin le même auteur indique, la recette d'un collyre qui *maxime cicatricem tollere videtur* (9). »

II. — MAGILLI(I) THVRINVM C(ROCODES).

1° THVRINVM. — Le collyre *thurinum*, ou, de son nom grec, *dialibanum*, *dialibanos*, est, si l'on en juge par le nom, un collyre dans lequel entre l'encens. Cependant Marcellus donne la formule d'un collyre *dialibanos* d'où

(1) Grotefend, n⁰ˢ 78, 95, C. I. L., t. VII, n° 1319 ; Grotefend, n° 98 ; *Ephemeris epigraphica*, t. II, p. 450 et t. IV, p. 179.

(2) Grotefend, n° 17.

(3) Grotefend, n° 75, C. I. L., t. III, n° 6018.

(4) Grotefend, n° 46, Desjardins, *Mon. de Bavai*, p. 72.

(5) Grotefend, n° 11, Wilmanns, *Exempla*, n° 2759.

(6) Grotefend, n° 16.

(7) Id., n° 79.

(8) Id., n° 24.

(9) Celse, *De medicina*, l. VI, ch. vi, 25.

l'encens est absent (1). Nous trouvons dans le même auteur la formule d'un collyre *dialibanum* dans la composition duquel l'encens est employé (2). Avant lui Celse, dans le collyre « *quod* διὰ λιβάνου *vocatur* (3) », et Galien, dans le « τὸ διὰ λιβάνου φάρμακον (4), » avaient fait usage de l'encens. Le dernier de ces auteurs indique, dans d'autres passages, l'efficacité de l'encens pour combattre certaines maladies des yeux : « *Et expurgare et inplere quae in oculis consistunt ulcera videtur* (5). » Dioscorides consacre plusieurs chapitres à l'étude des propriétés médicales de l'encens, au sujet duquel il fait les distinctions suivantes : Le meilleur est le *tus masculum, secundum locum tenet orobium et scalptum, quod et non nulli copiscum dicunt..... Est et genus quoddam cui amomitae cognomen.....* Les chapitres suivants traitent de différents états dans lesquels l'encens est employé : *cortex turis, manna turis, fuligo turis* (6); la même énumération se retrouve chez Galien (7) qui, à un autre endroit, expose la vertu de l'encens dans les collyres (8).

Deux médecins poëtes, ou, pour mieux dire, versifi-

(1) Marcellus, *De medicamentis*, ch. viii, col. 280 A, *M. A. P.*

(2) *Ibid.* G.

(3) *De medicina*, l. VI, ch. vi, 13.

(4) Περὶ συνθέσεως φαρμάκων τῶν κατὰ τόπους, l. IV, c. viii, p. 758 du t. XII.

(5) Περὶ τῆς τῶν ἁπλῶν φαρμάκων.. etc., l. VII, c. xi, 13, p. 60 du t. XII.

(6) Περὶ ὕλης ἰατρικῆς, l. I, c. lxxxi - lxxxv, p. 85-90 du t. I, édit. Kühn.

(7) Περὶ συνθέσεως, etc, l. IV, c. v, p. 721-722 du t. XII.

(8) *Ibid.*, p. 718 sv.

cateurs, citent, parmi les heureux effets de l'encens, celui de remédier aux maladies de la vue. On lit dans le chapitre de Serenus Sammonicus intitulé : *Oculorum dolori mitigando :*

> *Sed dolor immeritum lumen si forte lacessit*
>
> . . . .
>
> *Ex folio caulis cineres, confractaque thura*
> *Et laticem Bacchi foetae cum lacte capellae*
> *Desuper induces (1).*

Macer Floridus commence par les vers suivants le chapitre où il étudie les vertus de l'encens :

> *Thus calidum siccumque gradu dixere secundo,*
> *Lumina clarificat, lacrymo si solvitur ovi*
> *Contritum vel femineo cum lacte tepenti (2).*

Du second vers de ce passage on peut rapprocher les collyres *dialibanum* et *turinum ex ovo* qui se rencontrent sur cinq cachets (3), et, du troisième, le texte suivant de Dioscorides : « *Lac muliebre turi trito admixtum oculis ab ictu cruore suffusis instillatur* (4) ; » les textes des

---

(1) *De medicina praecepta,* XIII, p. 22, édit. Panckoucke.

(2) *De viribus herbarum,* LXXVI, *thus,* p. 254, édit. Panckoucke. Nous renvoyons le lecteur à la liste de collyres à l'encens donnée par M. Garnier, *Op. laud.,* p. 20 et suiv.; nous ne croyons pas utile de citer une seconde fois les nombreux textes relatifs à l'emploi de l'encens que ce savant a extraits des médecins anciens.

(3) Grotefend, n° 7, C. I. L., t. III, n° 4636; Grotefend, n° 23, C. I. L., t. VII, n° 1308; Grotefend, n°ˢ 56, 72, 73, C. I. L., t. VII, n° 1316.

(4) Περὶ ὕλης ἰατρικῆς, l. II, ch. LXXVIII, t. I, p. 199, édit. Kühn.

anciens médecins, et les cachets font plus d'une fois mention de l'emploi du lait de femme pour la confection des collyres (1).

Le collyre *turinum*, *thurinum*, *dialibanum*, était employé, d'après les cachets, contre les maladies dont les noms suivent : *Aspritudines* (2), *impetus* (3), *lippitudo* (4), *suppurationes* (5).

2° CROCODES. — Crocodes signifie collyre au safran ; on rencontre ce terme seul ou réuni à d'autres noms de collyres. On a dit que le safran employé par les médecins oculistes romains était peut-être le safran de Mars, « ainsi nommé uniquement à cause de sa couleur, car il n'entre pas de safran dans sa composition. Or on sait que le safran de Mars n'est autre chose qu'un sous-carbonate de fer (6). » C'est possible ; dans l'antiquité aussi bien que de nos jours, les substances métalliques étaient fort employées par la médecine oculistique. Peut-être trouvera-t-on un texte à l'appui de cette opinion fort plausible. En tout cas, nous croyons qu'il faut admettre que les oculistes romains faisaient usage de la plante nommée safran. On rencontre plus d'une fois, dans les formules de collyres laissées par les médecins anciens,

(1) Grotefend, n° 52, Wilmanns, *Exempla*, n° 2760; cf. Celse, *De medicina*, l. VI, c. vi-viii; Galien, *passim*, etc.

(2) Grotefend, n° 68.

(3) Id., n° 7, C. I. L., t. III, n° 1636; Grotefend, n°s 42, 73, C. I. L., t. VII, n° 1316.

(4) Garnier, *Notice sur un cachet d'oculiste romain trouvé à Amiens*, p. 18; Grotefend, n° 73.

(5) Grotefend, n°s 9, 24, 49, C. I. L., t. VII, n° 1312; Grotefend, n° 56.

(6) Le docteur Ch. Martin, cité par M. E. Desjardins, *Mon. de Bavai*, p. 88.

l'indication du safran de Sicile, par exemple dans
Celse (1) : *Croci Siculi denar.* (2) *pondo* XXXII; or Pline,
indiquant les meilleures qualités du safran (et c'est bien
de la plante qu'il parle), donne le troisième rang au
safran de Sicile : « *Crocum silvestre optimum..., sati-
vum latius... sed... degenerans ubique... Prima nobilitas
Cilicio et ibi in Corcyro monte : dein Lycio monte Olympo;
mox Centuripino Siciliae* (3). » Suivant Dioscorides, le
safran de Sicile a moins de force que les autres safrans :
« *Cyrenaicus ac Siculus (crocus) vi infirmiores sunt, licet
succulenti ac expressu faciles* (4). »

Les médecins anciens faisaient grand usage du safran,
si l'on en juge par les textes nombreux où il est mentionné; Dioscorides (5) lui consacre un chapitre, et
Galien cite plusieurs collyres au safran (6).

Le collyre *crocodes* figure seul et sans indication de

(1) *De medicina,* l. VI, c. vi, 25.

(2) Les médecins latins employaient le mot *denarius* pour
désigner la drachme attique.

(3) *H. N.* XXI, xvii, 1.

(4) Περὶ ὕλης ἰατρικῆς, l. I, ch. xxv, p. 39 du t. I.

(5) *Loc. cit.*; cf. Galien, Περὶ τῆς τῶν ἁπλῶν... etc., l. VII,
ch. X, 57, p. 48 du t. XII.

(6) Περὶ συνθέσεως... etc, l. IV, c. viii, p. 770 sv. du t. XII;
ibid., p. 785 et passim. Sur les espèces et les propriétés médicales du safran, cf. : ORIBASIUS, *Synopsis,* lib. II, c. lvi, col.
26 C ; *Medicin. collect.,* lib. XI, K, col. 424 E-F, lib. XV, K,
col. 500 G ; *De virtute simpl.,* lib. II, *de rebus a K incipientibus,*
col. 603 E. — AETIUS, *Tetrabiblos I,* sermo I, *a littera K incipientia,* col. 37 B; *ibid.,* sermo II, c. cxcvi, col. 93 C; *Tetr.* III,
sermo I, c. xxxii, col. 478 E. — PAULUS AEGINETA, *De re medica,*
l. VII, *littera K,* col. 628 H. — MYREPSUS, *De antidotis,* sect. I,
c. cxxxviii, col. 390 D. — Actuarius, *De urinarum differentiis,*
c. viii, col. 46 H — 47 A; *De meth. med.,* l. VI, c. v, col. 305 D.

maladies sur un certain nombre de cachets (1); il est signalé comme efficace contre les : *asprtitudines* (2), *cicatrices* (3) et *diatheses* (4); on le rencontre associé aux collyres : *dialepidos* (5), *diamiseos* (6), *diamisus* (7), *diopobalsamum* (8), *paccianum* (9), *sarcofagum* (10), *terentianum* (11); enfin il est qualifié *regium* sur une pierre de Ratisbonne (12), et un autre cachet, trouvé en Écosse, fait mention d'un collyre *apalocrocodes ad diathesis* (13).

(1) Grotefend, n°ˢ 12, 71, 74, 99, Loriquet, *Reims sous la domination romaine*, p. 283; Grotefend, n° 105; Klein, n° 122.

(2) Grotefend, n° 11, Wilmanns, *Exempla*, n° 2759; Grotefend, n° 37, Allmer, *Inscriptions de Vienne*, n° 406; Grotefend, n° 51, C. I. L, t. VII, n° 1314; Grotefend, n°ˢ 60, 65; Klein, n° 117; E. Desjardins, *Mon. de Bavai*, p. 98.

(3) E. Desjardins, *op. laud.*, p. 103, Grotefend (n° 25) lit *euodes* au lieu de *crocodes*; H. Thédenat, *Cachet de Ferox, Bulletin critique*, 15 novembre 1880.

(4) Grotefend, n° 50, C. I. L., t. VII, n° 1313.

(5) Grotefend, n°ˢ 10, 40, 50, C. I. L., t. VII, n° 1313; Klein, n° 119; *ad asprituscines*, Grotefend, n° 14, Wilmanns, *Exempla*, n° 2756; Grotefend, n° 91, Duvernoy, *Notice sur le pays de Montbéliard*, pl. XI b; *Ephemeris epigraphica*, t. II, p. 450 et t. IV, p. 170; — *ad cicatrices et scabrities*, Grotefend, n° 57.

(6) *Ad diatheses?* Grotefend, n° 44.

(7) *Ad diatheses et rheumatis epiphoras*, Grotefend, n° 57.

(8) De Saint-Mesmin, *Note additionnelle au rapport sur les cachets des médecins oculistes romains* (dans le t. II des *Mémoires de la Commission des antiquités du département de la Côte-d'Or*, p. 190).

(9) Grotefend, n° 50, C. I. L., t. VII, n° 1313 : *ad cicatrices et rheuma*, Grotefend, n° 57.

(10) *Ad asprituscines*, Grotefend, n° 57.

(11) *Ad asprituscines et cicatrices*, Grotefend, n° 24.

(12) *Ephemeris epigraphica*, t. II, p. 430, n° 1006.

(13) Grotefend, n° 96, C. I. L., t. VII, n° 1319.

III. — MAGILLI(I) DIOXSVS AD CICATRI(CES) VE(TERES).

1° DIOXSVS. — Pline mentionne une plante nommée oxys, au sujet de laquelle il s'exprime en ces termes : « *Oxys folia terna habet ; datur ad stomachum dissolutum, edunt et qui interocelen habent* (1). » Mais aucun texte n'indique qu'elle ait été employée contre les affections de la vue. Aussi n'y a-t-il pas lieu de croire que c'est cette plante qui a donné son nom au collyre *dioxsus*. Le collyre *dioxsus* était plutôt une composition dans laquelle entrait le vinaigre, ὄξος; de là son nom. Les textes ne manquent pas à l'appui de cette interprétation : Marcellus Empiricus (2), après avoir donné la formule d'un collyre : « *Dioxus ad asperitudines oculorum tollendas,* » ajoute : « *Haec in pulverem redacta aceto optimo colliges, et deinde collyria formabis.* » Nicolaus Myrepsus nomme ce même collyre *collyrium ex aceto* (3). Selon Pline, en fomentation le vinaigre est excellent pour les yeux : « *Oculis quoque... saluberrimum fotu* (4) », et le vinaigre scillitique leur est également salutaire : « *Oculorum aciem obiter exacuit* (5); » Galien le fait entrer dans la composition d'un collyre (6) et dans d'autres préparations.

C'est le quatrième cachet sur lequel se rencontre ce collyre. On lit *dioxum ad reumatica* sur une pierre trou-

(1) *H. N.,* XXVII, LXXXIX, 1.

(2) Marcellus, *De medicamentis,* c. VIII, col. 280 E.-F.

(3) Nicolaus Myrepsus, *De collyriis,* sect. XXIV, c, XLIX, col. 662 C; cf. Garnier, *op. laud.,* p. 13-14.

(4) *H. N.,* XXIII, XXVII, 1.

(5) *H. N.,* XXIII, XXVIII, 2.

(6) Περὶ συνθέσεως.. etc., l. IV, c. VII, p. 734 du t. XII.

vée à *the Ballast Hole*, près de la station de Biggles-
vade, dans le comté de Bedfordshire, en Angle-
terre (1), *dioxsus ad cicatrices*, sur le cachet d'Amiens (2),
et *dioxsus* sur un cachet qui était autrefois à Ratisbonne et qui est conservé aujourd'hui au cabinet des
médailles à Munich (3). Grotefend (4) et, après lui,
MM. Watson et Klein (5) ont proposé de lire DIOXVM
au lieu de HOFSVM sur un cachet de Bath (Angleterre)
publié par Sichel (6); si cette lecture est bonne, le collyre *dioxus* ou *dioxum* serait mentionné cinq fois sur les
cachets; il figurerait, sur cette dernière pierre, comme
une espèce de remède universel : *dioxum ad quaecumque
delicta a medicis* (7).

2° CICATRICES. Voyez ci-dessus.

3° VETERES. Nous avons traduit *cicatrices veteres* par
cicatrices invétérées ; cette épithète se rencontre souvent unie au mot *cicatrices ;* sur un seul cachet on
lit :

(1) Klein, n° 126, *Ephemeris epigraphica*, t. III, p. 147. —
Voir l'excellent fac-simile de ce cachet donné par M. C.
Knight Watson dans *Proceedings of the society of antiquaries
at London*, 2° série, t. VI (1873), p. 39 ; le mot DIOX*um* est
repété en grafitto sur un des plats.

(2) Garnier, *op. laud.*, p. 11.

(3) *Ephemeris epigraphica*, t. II, p. 450, n° 1006.

(4) N° 53, p. 77.

(5) N° 126, p. 42-43. — Cf. C. Knight Watson, *Proceedings...*, etc., t. VI, cité plus haut.

(6) *Nouveau recueil*, n° 22, p. 62 ; cf. C. I. L., t. VII,
n° 1318.

(7) Un cachet conservé à Bordeaux mentionne également
le collyre *dioxsus* (Allmer, *Rev. épigr. du midi de la Fr.*,
p. 209, n° 235).

C · ROMANI · STEPHANI · AD · RECENT · CIC

G(aii) Romani (i) Stephani ad recent(es) cic(atrices) (1).

IV. — MAGILLI(I) DIALEPIDOS C(ROCODES).

1° DIALEPIDOS. — Voyez les explications données précédemment; même cachet, tranche I, § 2.

2° CROCODES. — Ce mot a été expliqué plus haut : même cachet, tranche II, § 2.

VI.

CACHET DE D. GALLIUS SESTUS.

Reims (Marne).

Ce cachet, qui fait partie, comme le précédent, du cabinet de M. Duquénelle, est un schiste ardoisier, de couleur verte, trouvé à Reims. Ses dimensions sont : largeur, 0,046 m., hauteur, 0,042 m., épaisseur, 0,009 m. Les plats sont exempts de toute inscription ou dessin. La forme des lettres est bonne; parmi les P, il en est trois dont la boucle n'est pas complétement fermée; le *S* et le *F* du mot *sfragis* sont liés (tranches 1 et 2);

(1) Grotefend, n° 84 *b*, Buhot de Kersers, *Congrès archéologique de France, XL*e *session, tenue à Châteauroux,* 1873, p. 243, n° 7.

tranche 2, le *M* et le *P* du mot *impet.*, et le *E* et le *T* du même mot sont liés ; ligature semblable pour le *V* et le *I* du mot *divinum* de la tranche 4 ; une cassure a emporté le bas de la lettre *I* qui termine la seconde ligne de la première tranche ; le monument est en très-bon état ; il a été publié dans le *Bulletin critique* (1).

(Voir la planche ci-jointe, n° VI.)

TRANSCRIPTION.

1°   **DGALLISESTSFRAG**
            ISADASPRITVD

D(ecimi) Galli(i) Sest(i) s[ph]ragis ad aspritud(ines).

2°   **D · GALLISESTSFRA**
            GISADIMPETLIPPIT

D(ecimi) Galli(i) Sest(i) s[ph]ragis ad impet(um) lippit-(udinis).

3°   **D · GALLI · SESTI · PE**
            NICILLE · AD · LIPP

D(ecimi) Galli(i) Sesti penicil(lum) le(ne) ad lipp(itu-dinem).

(1) H. Thédenat, *Bulletin critique*, 1ᵉʳ et 15 août 1880. Cf. E. Desjardins, *Troisième lettre à M. le docteur Ed. Fournié,* dans la *Revue médicale,* 13 novembre 1880, p. 680.

4°
**DGALLISESTI
DIVINVADASP**

D(ecimi) Galli(i) Sesti divinu(m) ad asp(ritudines).

TRADUCTION.

1° Collyre sphragis de D. Gallius Sestus contre les granulations des paupières.

2° Éponge douce de D. Gallius Sestus contre l'ophthalmie.

3° Collyre sphragis de D. Gallius Sestus pour la période aiguë de l'ophthalmie.

4° Collyre divin de D. Gallius Sestus contre les granulations des paupières.

I. — D(ECIMI) GALLI(I) SEST(I) S[PH]RAGIS AD ASPRITVD(INES).

1° D. GALLI(VS) SESTVS. — C'est un nom nouveau à ajouter à la liste des médecins oculistes; il est connu dans l'épigraphie : le *gentilicium Gallius* et le *cognomen Sextus*, dont *Sestus* est une forme corrompue, se rencontrent sur des inscriptions de toutes les parties de l'empire romain.

2° SPHRAGIS. — En nous communiquant les empreintes de ce cachet, M. Duquénelle nous informa, par une lettre, qu'il lisait ce mot FRAG[E]S ; nous lui laissons la parole : « Pline (*H. N.*, XXIII, XXXIV, 1) indique l'usage du suc des feuilles de l'olivier contre les ulcérations et les pustules charbonneuses autour des yeux; aussi, ajoute-t-il, on les fait entrer dans les collyres. Le même auteur (XXIII, xxxviii, 2) dit encore qu'on incorpore le marc d'olives ou la décoction des feuilles et le suc de l'olivier dans les compositions ophthalmiques. Or il y a un mot latin *fraces* (ou *frages*) qui signifie marc d'olives. » Cette ingénieuse conjecture nous aurait séduits, si, en examinant à la loupe le mot *sfragis* sur l'empreinte que le beau dessin de M. Falcoz reproduit avec la plus grande exactitude, nous n'avions vu, surtout sur la tranche 2, dans la forme de la lettre, spécialement à la partie supérieure, l'intention bien voulue de faire un *S* dans lequel on a ensuite inscrit un *F*. La lecture de M. Duquénelle a, en outre, l'inconvénient de changer la dernière lettre *I* du mot, en *E*, et même le *G* en *C*, car nous ne croyons pas qu'on rencontre beaucoup d'exemples de *frages*.

Le collyre *sphragis* n'a encore été relevé sur aucun autre cachet; mais il est connu par les textes des auteurs anciens. Le mot grec σφραγίς signifie sceau, cachet, empreinte; par extension on a donné ce nom à des produits qui se vendaient revêtus d'une empreinte. Pline cite un de ces produits à l'usage des peintres (1) : il consiste en une terre nommée *Sinopis*, du nom de la ville de *Sinope*, près de laquelle on la recueillait; c'est un fer oxydé, limoneux, rouge. Cette terre se trouvait aussi en Égypte, dans les îles Baléares, en Afrique (2); mais la meilleure se récoltait en Cappadoce et dans l'île de Lemnos. Au sujet de cette dernière, l'auteur s'exprime comme il suit : « *Palmam Lemniae dabant, minio proxima haec est, multum antiquis celebrata, cum insula in*

_____

(1) *H. N.*, XXXV, xiii, 1-2.
(2) Id., *ibid.*

qua nascitur. Nec nisi signata venumdabatur unde et sphragidem appellavere (1). » Cette terre sigillée de Lemnos avait un autre emploi, et c'est pour cette raison que nous en avons parlé un peu longuement : « *In medicina praeclara res habetur. Epiphoras oculorum mitigat et dolores circumlita* (2). » Galien nous a laissé un curieux récit du voyage qu'il fit à Lemnos, pour étudier sur les lieux la confection du sphragis : « Diosco-
« rides et d'autres auteurs racontent qu'on mélangeait
« du sang de bouc à la terre de Lemnos, et que, avec
« le limon ainsi obtenu, la prêtresse façonnait et mar-
« quait d'une empreinte le *sphragis de Lemnos*. Le
« désir me prit de constater par moi-même comment
« et dans quelles proportions elle faisait ce mélange.
« J'étais allé à Cypre pour étudier des métaux, au fond
« de la Syrie pour observer le bitume et d'autres pro-
« duits, je pouvais bien faire le voyage de Lemnos pour
« apprendre quelle quantité de sang on mêlait à la
« terre de cette île. Au lieu d'aller à pied, comme je
« l'avais déjà fait, d'Asie à Rome, par la Thrace et la Ma-
« cédoine, je m'embarquai pour Lemnos à Alexandria
« Troas sur un vaisseau en destination de Thessalonique.
« Il était convenu avec le maître du navire que, pen-
« dant le trajet, il relâcherait à Lemnos. Il y relâcha
« en effet, mais pas dans la ville qu'il fallait. J'ignorais
« alors qu'il y a deux villes dans l'île de Lemnos.
« Samos, Chios, Cos, Andros, Tenos, et toutes les îles

(1) *H. N.*, XXXV, xiv, 1 ; cf. Dioscorides, Περὶ δηλητηρίων φαρμάκων, *praefatio*, t. II, p. 4, et Galien, Περὶ τῆς τῶν ἁπλῶν φαρμάκων..., etc., l. IX, c. 1, 2, t. XII, p. 169.

(2) Pline, *loc. cit.* ; cf. id., *ibid.*, xiii, 2 : *eadem adusta siccat scabritias oculorum e vino maxime.*

« de la mer Égée, n'ont qu'une cité, qui porte le nom
« de l'île. Je croyais qu'il en était de même pour Lem-
« nos. A peine débarqué je vis bien mon erreur; j'étais
« à Myrina, et là, ni temple de Philoctète, ni colline
« sacrée de Neptune; tout cela était de l'autre côté, près
« d'Hephaestias, et j'en étais bien loin! Le maître du
« navire n'aurait pas pu m'attendre; je me résignai à
« ne voir Hephaestias qu'au retour; mais alors j'en
« vins à bout. Au sortir de l'Italie, je me dirigeai vers
« la Macédoine, que je traversai à pied presque en
« entier, et j'arrivai sur les confins de la Thrace, à
« Philippes. J'étais à cent vingt stades de la côte, j'y
« descendis; de là, une navigation d'environ deux cents
« stades me conduisit à Thasos; il m'en fallut encore
« sept cents pour atteindre Lemnos; une distance égale
« me séparait d'Alexandria Troas. Ne croyez pas que
« je vous raconte tout cela sans motif; si, dans la suite,
« il vous prenait, comme à moi, fantaisie de visiter
« Hephaestias, vous sauriez où la trouver. Ainsi donc,
« dans l'île de Lemnos, Hephaestias est à l'est, Myrina
« à l'ouest. Les poëtes racontent que Vulcain tomba à
« Lemnos; c'est, je crois, l'aspect de l'île qui, par sa
« couleur et sa stérilité, a donné lieu à cette fable, elle a,
« en effet, l'apparence d'une contrée ravagée par le feu.
« Juste au moment où je débarquai, la prêtresse était
« montée sur la colline; elle jeta à terre une certaine
« quantité de froment et d'orge, accomplit, suivant les
« rites du pays, quelques cérémonies religieuses et
« emplit un chariot de terre. De retour dans la ville,
« elle se mit à confectionner, de la manière que j'ai
« dite (1), ce sphragis de Lemnos si vanté. Le moment

(1) Περὶ τῆς τῶν ἁπλῶν... etc., 1. IX, c. 1, 2, t. XII, p. 169: «Tale

« me parut bon pour lui demander si elle n'avait pas
« connaissance d'une antique tradition, d'après laquelle
« on aurait mélangé à la terre de Lemnos du sang
« de bouc ou de chevreau ; et tout le monde de rire,
« non pas seulement les imbéciles, mais des hommes
« fort érudits en toutes choses, surtout dans l'histoire
« de leur pays. L'un d'eux me donna même un vieux
« livre, écrit autrefois par un habitant de l'île, qui traitait
« à fond de la terre de Lemnos. Ce n'était pas un remède
« à dédaigner, j'achetai vingt mille sphragis (1). »

Galien indique trois formules différentes d'un collyre
nommé *sphragis* (2). Après avoir exposé les propriétés

« quiddam et in Lemnia terra visitur, quam cognominant
« quidam milton Lemniam, et alii quidam sigillum (σφραγίς)
« lemnium, ob impressum videlicet illi sigillum Dianae
« sacrum. Siquidem hanc terram sacerdos cum patrio quo-
« dam honore sumens, haud mactatis animalibus, sed
« tritico atque hordeo, piamenti gratia, terrae redditis, in
« urbem comportat. Quam deinde aqua maceratam atque
« in lutum redactam, ubi valenter conturbavit paulumque
« inde quiescere sinit, aquam quae supernatat, primum
« aufert, et mox quod sub ea est pingue terrae tollit, ac
« reliquum duntaxat, quod ad imum subsedit lapidosum
« scilicet et arenosum relinquit, ut inutile et supervacuum.
« Porro lutum illud pingue usque eo desiccat, dum mollis
« cerae consistentiam accipiat, hujusque exiguis acceptis
« particulis, sacrum Dianae signum imprimit, ac postea
« rursum in umbra siccandum reponit, donec omnem plane
« humiditatem mittat, fiatque illud medicis omnibus cogni-
« tum medicamentum, Lemnium sigillum. »

(1) Περὶ τῆς τῶν ἁπλῶν, etc., l. IX, c. I, 2, p. 171 et sv. du
t. XII.

(2) Περὶ συνθέσεως φαρμάκων τῶν κατὰ γένη, l. IV, c. VIII,
p. 751-2 du t. XII.

et le mode d'emploi du collyre appelé *nectarium Marci*, cet auteur ajoute : « *Ceterum ad palpebras collyrio cum aqua utimur, apud alios sphragis appellatur.* »

En voici la formule :

Aeris usti et loti, drachm (1), IV — cuivre brûlé.

Cadmiae,   »   IV — oxyde de zinc.

Acaciae,   »   IV — gomme d'acacia.

Croci,   »   IV — safran.

Opii,   »   II — opium.

Gummi,   »   VI — gomme.

Aqua excipe ac utere ut indicatum est.

Aux ingrédients précédents, le *sphragis Neapolitae*, formulé à la suite par le même auteur, ajoute le *spodium Cyprii;* le *sphragis Paccii*, dont la composition est ensuite indiquée contient, dans des proportions différentes, les mêmes ingrédients que le premier. Marcellus Empiricus a aussi un collyre *sphragis* qu'il attribue à Antigonus (2). Un certain nombre de substances lui sont communes avec celles des trois collyres de Galien : *cadmia, opium, acacia, gummus;* nous trouvons aussi chez Actuarius un collyre *sphragis* (3). Nicolaus Myrepsus donne la formule d'un collyre qu'il nomme *sphragis Polidae* (4). Celse (5), Dioscorides (6), Galien (7), Pau-

-----

(1) La drachme était égale à 1/3 de l'once romaine, égale elle-même à 1/12 de la livre.

(2) *De medicamentis*, c. viii, col. 274 F.

(3) *De methodo medendi*, l. VI, c. v, col. 308 E-F.

(4) *De pastillis*, sect. XLI, cap. xliv, col. 788 E.

(5) *De medicina*, l. V, c. xx, 2.

(6) Περὶ δηλητηρίων φαρμάκων, *praefatio*, t. II, p. 4, (Λεμνίας σφραγῖδος).

(7) Περὶ συνθέσεως φαρμάκων τῶν κατὰ τόπους, l. VII, c. v,

lus Aegineta (1) mentionnent des médicaments nommés *sphragis*; Aetius faisait usage d'un *sigillum coracinum* (2); mais ce ne sont pas des collyres pour les yeux.

3° ASPRITVDINES. — Celse décrit les effets de cette maladie, et indique les moyens de la guérir (3). Sichel l'a identifiée avec les granulations des paupières (4) et avec la maladie appelée par les médecins anciens et sur plusieurs cachets (5) *scabrities* ou *scabritiae*.

L'affection nommée *aspritudo* est une de celles qui reviennent le plus souvent sur les cachets, et les collyres destinés à la combattre sont nombreux : *anicetum* (6), *coenon* (7), *crocodes* (8), *crocodes dialepi-*

p. 91 et 100 du t. XIII; Περὶ συνθ. φαρμ. τῶν κατὰ γένη, l. V, c. XII, p. 834 du t. XIII.

(1) *De re medica*, l. VII, c. XII, col. 663 F.

(2) *Tetrabiblos* IV, sermo II, c. L, col. 715 E. — De facultate *sphragidis Lemniae*, cf. GALIEN, Περὶ συνθ. φαρμ. τῶν κ. γένη, l. IV, c. I, p. 659 du t, XIII. — ORIBASIUS, *Medic. collect.*, l. XV, c. I, col. 543 A; *De virtut. simpl.*, l. II, *de rebus L incipientibus*, col. 596 E. — AETIUS, *Tetrabiblos* 1, sermo II, c. IV, *terra Lemnia, sive sigillum Lemnium et sphragis Lemnia*, col. 65 B-C. — PAULUS AEGINETA, *De re medica*, l. VII, c. III, *littera* Γ, col. 617 F-G.

(3) *De medicina*, l. VI, c. VI, 27,

(4) *Nouveau recueil*, p. 13 et 14; cf. Desjardins, *Mon. de Bavai*, p. 88.

(5) Grotefend, n° 11, Wilmanns, *Exempla*, n° 2759; Grotefend, n°ˢ 21, 55, 57, 65, 88 ; Klein, n° 113.

(6) Grotefend, n° 29 *b.*

(7) Id., n° 20, Duvernoy, *Notice sur le pays de Montbéliard*, pl. XI; *Ephemeris epigraphica*, t. II, p. 450 et t. IV, p. 179.

(8) Grotefend, n° 11, Wilmanns, *Exempla*, n° 2759; Grotefend, n° 37, Allmer, *Inscriptions de Vienne*, n° 406; Grote-

dos (1), *crocodes sarcofagum* (2), *dialepidos* (3), *diamisos* (4), *diamisus* (5), *diamisyos* (6), *diasmyrnes* (7),
euodes (8), *euodes opobalsamatum* (9), *haem(atinum)* (10),
paccianum (11), *stactum* (12), *terentianum crocodes* (13).

fend, n° 51, C. I. L., t. VII, n° 1314; Grotefend, n°ˢ 60, 65,
85, Desjardins, *Mon. de Bavai*, p. 86; Klein, n° 117; Desjardins, *Mon. de Bavai*, p. 98.

(1) Grotefend, n° 14, Wilmanns, *Exempla*, n° 2756; Grotefend, n° 91, Duvernoy, *Notice sur le pays de Montbéliard*,
pl. XI b.

(2) Grotefend, n° 57.

(3) Grotefend, n°ˢ 42, 49, C. I. L., t. VII, n° 1312; Grotefend, n°ˢ 54, 65, 68, 76, 83, 90; Camuset, *Gazette des hôpitaux*, 15 décembre 1879; Klein, n° 115, Ch. Robert, *Mélanges
d'archéologie et d'histoire*, p. 17; Mowat, *Cachet d'Aelius Tryfon*,
Bulletin des Antiquaires de France, séance du 19 janvier 1881.

(4) Poncelet, *Bulletin de la Société des sciences historiques
et naturelles de l'Yonne*, t. XXVII, séance du 8 juin 1873.

(5) Camuset, *op. laud.*

(6) Grotefend, n° 62, 98.

(7) Klein, n° 116.

(8) Grotefend, n° 15; Boissieu, *Inscriptions antiques de
Lyon*, p. 453; Wilmanns, *Exempla*, n° 2757; Grotefend,
n°ˢ 21, 78, 81, 96, C. I. L., t. VII, n° 1319; *Ephemeris epigraphica*, t. II, p. 450, n° 1007; A. de Longpérier, *Acad. des
I. et B.-L.*, séance du 7 octobre 1881.

(9) Grotefend, n° 70.

(10) Id. n° 80.

(11) Klein, n° 120, E. Desjardins, *Mon. de Bavai*, p. 110.

(12) Bertherand, *Recherches sur les cachets d'oculistes
romains dans le nord de l'Afrique*, dans la *Revue africaine*,
t. XIX (1876), p. 433 sv.; Desjardins, *Seconde lettre au docteur Ed. Fournié sur les cachets d'oculistes romains*, dans la
Revue médicale, 1380, p. 68.

(13) Grotefend, n° 24.

II. — D(ECIMI) GALLI(I) SEST(I) S[PH]RAGIS AD IMPET(VM)
LIPPITVD(INIS).

1° SPHRAGIS. — Voyez l'explication de la tranche pré-
cédente.

2° IMPETVS LIPPITVDINIS. — Voyez ci - dessus notre
cachet de *M. Claudius Martinus* et de *M. [Claudius]
Filonianus*, tranche III, § 3.

III. — D(ECIMI) GALLI(I) SESTI PENICIL(LVM) LE(NE) AD
LIPP(ITVDINEM).

PENICILLVM LENE. — Voyez ci-dessus notre cachet de
M. Claudius Martinus et de *M. [Claudius] Filonianus*,
tranche III, § 2.

IV. — D(ECIMI) GALLI(I) SESTI DIVINV(M) AD ASP(RITVDINES).

1° DIVINVM. — Ce nom ne donne aucun renseignement sur la nature du collyre qu'il désigne. C'est une
de ces dénominations emphatiques, fort en usage chez
les médecins de l'antiquité. Il faut l'ajouter à la liste
déja longue de ce genre d'épithètes : *isotheon* (1), *iso-
chrysum* (2), *palladium* (3), etc. On aurait tort d'y voir

(1) Grotefend, n° 64.
(2) Id., n° 107.
(3) Id., n° 46, Desjardins, *Mon. de Bavai*, p. 72; Grotefend, n° 98.

une preuve de charlatanisme; les médecins les plus
sérieux citaient ces noms sans paraître y rien trouver
de surprenant. On en relèverait, chez Galien seul, une
liste considérable : Ἱερὰ δύναμις θαυμαστική (1), ἀνίκητος
ἀστηρ (2) κολλύριον ὁ Πρωτεὺς ᾧ οὐδὲν ἴσον ... etc. (3).

VII.

CACHET DE FEROX.

Reims (Marne).

Les empreintes de ce cachet, trouvé à Reims comme
les précédents, nous ont été également communiquées
par M. Duquénelle; c'est un schiste ardoisier, de couleur verte, carré, ayant, en hauteur comme en largeur,
0,045 m. sur 0,007 m. d'épaisseur. Trois des tranches
sont absolument dépourvues d'inscriptions; on ne remarque sur les plats aucune trace du burin. La pierre
est en très-bon état. Ce monument a été publié dans le
Bulletin critique (4).

La forme des lettres est assez bonne, le *E* et le *D* du

(1) Galien, t. XIII, p. 804.
(2) Id., t. XII, p. 761.
(3) Id., ibid., p. 787.— Sur le collyre *divinum*, cf. dans la
Revue médicale du 20 novembre 1880, p. 716, la note de
M. le docteur Eug. Fournié, et, dans le numéro du 23 juillet 1881 (page 137) du même recueil, la réponse de M. Thédenat à cette note.
(4) Thédenat, *Bulletin critique*, 15 novembre 1880, cf.

mot *crocodes*, le *E* et *R* du mot *veteres*, le *T* et le *R* du mot *cicatr(ices)* sont liés.

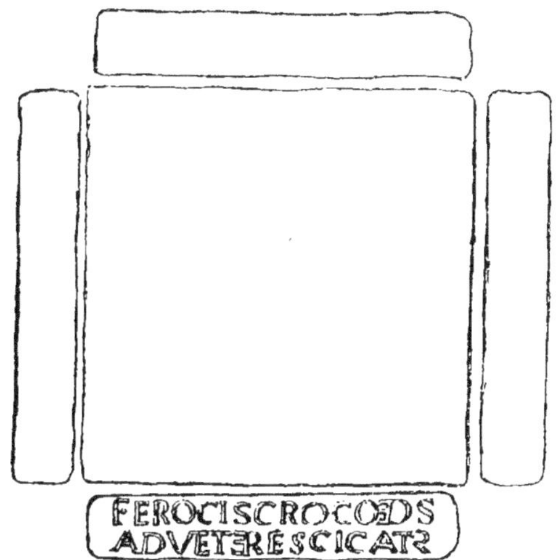

TRANSCRIPTION.

**FEROCISCROCODES
ADVETERESCICATR**

Ferocis crocodes ad veteres cicatr(ices).

TRADUCTION.

Collyre crocodes (au safran) de Férox contre les cicatrices invétérées (de la cornée transparente).

1° FEROX. — Ce *cognomen* est connu dans l'épigraphie On le rencontre sur un grand nombre d'inscriptions ; il

Bulletin de la Société nationale des Antiquaires de France, 1880, p. 250.

n'est pas nouveau non plus sur la liste des oculistes romains; on a trouvé dans la Saône un cachet gravé, comme celui-ci, sur une seule tranche, et portant l'inscription suivante :

FEROCISANICETVM
ADASPRITVDIN

Ferocis anicetum ad aspritudin(es) (1).

2° Crocodes. — Voyez l'explication donnée à propos du cachet de *Magillius* (notre n° V), tranche II, § 2.

3° Veteres cicatrices. Voyez plus haut le cachet de *Magillius* (notre n° V), tranche I, § 3.

VIII.

CACHET INÉDIT · DE Ρουφεῖνος.

Musée de Pérouse (Italie).

Ce cachet est en serpentine verdâtre et douce au toucher; il est long de 0,029 m. et large de 0,022 m. L'épaisseur est de 0,008 m.; mais on a rabattu en biseau les quatre arêtes de l'unique tranche gravée, de telle sorte qu'elle se présente un peu en saillie, n'ayant plus qu'une épaisseur de 0,005 m. ou 0,006 m. Sur un des plats, entre deux petits traits tirés par le graveur, on lit les lettres : *M S C;* le *S* est traversé par un trait oblique qui lui donne, à première vue, l'apparence d'un *Z*. L'autre

(1) Grotefend, n° 29 b.

plat, légèrement écaillé, porte un grafitto qui ressemble à un *A* cursif. Les lettres sont d'une belle forme, la barre verticale du Φ est très-prolongée au-dessus et au-dessous du corps de la lettre ; le *E* est lunaire.

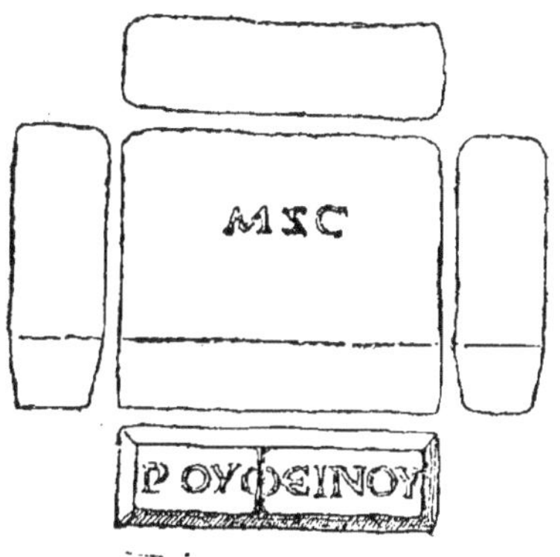

POYΦEINOY

Ρουφείνου.

Le surnom Ρουφεῖνος, qui est la transcription grecque de *Rufinus*, est fréquent ; on l'a relevé sur un grand nombre d'inscriptions (1).

Il faut classer le cachet de Pérouse avec les trois autres pierres déjà connues qui ne portent aucune indication de remèdes ni d'affections ophthalmiques, mais seulement des noms propres ; ce sont les pierres de *G. An(nius) Censorinus* (Bavai) (2), de *C. Luc(i-*

_____

(1) C. I. Gr., voir à la table des noms.

(2) E. Desjardins, *Notice sur les monuments épigraphiques de Bavai*, p. 84, n° 3, pl. VI, fig. 1, Klein, n° 114.

lius) *Sabinus* (Besançon) (1) et de *C.* *Pal(furius)*? *Gracilis* (Leicester, High Cross Street) (2). Remarquons, en
outre, que sur la pierre de Pérouse il n'y a qu'un simple
cognomen, sans prénom ni gentilicium (3).

Ce cachet fait partie de la collection Guardabassi,
récemment léguée au musée de Pérouse; M. le comte
G.-B. Rossi-Scotti, directeur de ce musée, a bien voulu
nous autoriser à en prendre les empreintes que nous
reproduisons ci-dessus. Le cachet d'Arles portant le
nom de Cosmos, (notre n° III) et celui-ci sont jusqu'à
présent les seuls cachets d'oculistes connus avec des
inscriptions en caractères grecs.

On a déjà remarqué, et avec raison, que presque tous
les cachets d'oculistes avaient été découverts en Gaule,
en Bretagne ou dans les deux Germanies, c'est-à-dire
dans les contrées occupées autrefois par les populations
d'origine celtique (4). Un seul cachet fait exception,
c'est celui qui a été trouvé en 1853 dans les ruines de
Lambaesis, aujourd'hui Lambèse, province de Constan-

(1) Sichel, *Nouveau recueil,* p. 115, n° 96.

(2) *Ephemeris epigraphica,* t. III, p. 147, n° 136.

(3) C'est une ressemblance matérielle avec les cachets
d'oculistes qui nous fait classer ce monument dans cette
série, quoique le texte n'autorise en rien ce classement;
nous nous conformons à l'usage suivi pour les cachets analogues que nous venons de citer.

(4) Tôchou, *Dissertation sur l'inscription grecque* IACONOC
AYKION, p. 15; Duchalais, *Observations sur les cachets des
médecins oculistes anciens* (dans les *Mémoires de la Société des
Antiq. de Fr.*, t. XVIII (1846), p. 164; L. Renier, *Comptes
rendus de l'Acad. des Inscr.*, nouvelle série, t. VI (1870), p. 79;
Ch. Robert, *Mélanges d'archéologie et d'histoire*, p. 13 et suiv.;
Revue Africaine, t. XIX, p. 434, note de M. L. Renier.

tine (Algérie). Les détails si précis donnés par le docteur
Bertherand (1) sur la découverte de ce cachet africain
ne permettent pas de mettre en doute sa provenance ;
malheureusement personne n'a pu contrôler la lecture
du savant docteur, et on ignore ce que le monument
est devenu.

Plusieurs cachets, dans la liste de Grotefend et
ailleurs, portent cependant des noms de villes italiennes ;
cela vient de ce que, en l'absence de documents précis
sur leur découverte, on a adopté, pour les désigner, les
noms des villes dans lesquelles ils sont ou étaient conservés, soit dans des musées publics, soit dans des col-
lections particulières. Celui de Sienne (2) se trouvait
dans cette ville *in domo Burghesiorum,* d'après Gori (3).
Celui de Ravenne est connu sous le nom de *Rome* (4),
parce qu'il a été signalé ainsi par Borghesi à Grotefend :
« *Trovato a Roma e copiato da me presso l'avv. Euge-
nio Rasponi Ravennate* (5) ; » mais, comme l'a fait remarquer très-judicieusement M. Ch. Robert (6), la grand'-
mère du prince Rasponi, la reine Caroline de Naples,
femme de Murat, possédait des objets antiques de tous
les pays et en faisait acheter même en France ; le

(1) *Recherches sur les cachets d'oculistes dans le nord de
l'Afrique,* extrait de la *Revue africaine,* t. XIX (1875), p. 433
et suiv. Les éditeurs du t. VIII du *Corpus latin* n'ont pas inséré
ce cachet dans leur recueil.

(2) Grotefend, n° 2.

(3) *Inscriptiones antiquae in Etruriae urbibus,* t. II, p. 63,
n° 8 ; cf. Muratori, *Novus thesaurus,* p. 508, 4.

(4) Klein, n° 122.

(5) Grotefend, *Bullettino dell' Instituto di corrisp. archeol.,*
1868, p. 104.

(6) Ch. Robert, *op. laud.,* p. 15.

comte de Clarac était précepteur de ses enfants, elle
avait appelé Millin auprès d'elle; entourée d'archéo-
logues français, elle a dû nécessairement posséder dans
sa collection des objets provenant de notre pays, aussi
rien n'est moins certain que l'indication « *trovato a
Roma* » donnée peut-être à la légère et sans contrôle à
Borghesi, par le prince Rasponi. Celui de Rome (1) a
été communiqué à Gori, le 3 mars 1731, par Vettori, qui
l'avait copié dans une collection particulière de Rome
« *apud Santi Bartoli* »; on ne peut absolument rien dire
sur son origine. Celui de Fermo (2) est dans le même
cas; il appartient à la famille de Minicis; c'est tout ce
qu'il est possible d'affirmer. Celui de Gênes (3) a un état
civil tout aussi irrégulier, et M. Mommsen a supposé
avec beaucoup de raison que la mention *Genuae*, donnée
par Spon, venait sans doute d'une mauvaise transcription du mot *gemma*, désignant la matière même du
cachet. Reste celui de Vérone (4), que M. Charles Robert
serait disposé à considérer comme le seul monument de
cette série véritablement italien (5); mais Maffei, qui l'a
publié le premier, ne donne aucune indication sur le
lieu où il a été découvert; il se contente de le décrire
avec les inscriptions conservées au musée de Vérone (6).

(1) Grotefend, *Bullettino dell' Instituto*, 1868, p. 105.

(2) Raffaele de Minicis, *Le iscrizioni Fermane antiche e
moderne*, p. 221, n° 668, Klein, n° 123, V. Poggi, *Sigilli
antichi*, tav. XI, n° 173.

(3) C. I. L., t. V, p. 1013, n° 8124, 1.

(4) C. I. L., t. V, p. 1013, n° 8124, 2.

(5) Ch. Robert, *op. laud.*, p. 15.

(6) *Museum Veronense*, p. 135, n° 3; cf. Grotefend,
n° 43. On sait combien le musée de Vérone possède de mo-

Si l'on observe que ces objets sont d'un transport facile
à cause de leurs petites dimensions et peuvent par conséquent être dépaysés sans attirer l'attention, si on
remarque d'autre part leur provenance ordinaire, on sera
porté à croire que les six monuments que nous venons
d'énumérer, sur l'origine desquels on est si peu édifié,
sont étrangers à l'Italie. Leur présence dans les collec-
tions italiennes n'est pas plus étonnante que celle, dans
le cabinet impérial de Vienne, d'un cachet trouvé à
Naix (1) en 1830, cachet que Grotefend désignait faussement sous le nom de *cachet de Vienne* (2), parce qu'il
ignorait sa véritable provenance. Il serait, du reste,
tout à fait invraisemblable de supposer que dans un
pays exploité archéologiquement comme l'Italie, où
depuis des siècles on suit avec soin et avec intérêt tant
de fouilles curieuses, il ne se soit pas rencontré un antiquaire assez heureux pour constater la découverte d'un
seul cachet d'oculiste (3). Cette constatation n'ayant pas

numents antiques étrangers au pays et à la localité, rap-
portés autrefois par les Vénitiens.

(1) L. Renier, *Comptes rendus de l'Acad. des Inscr.*, nouvelle série, t. VI (1870), p. 79, cf. Denys, de Commercy,
Narrateur de la Meuse du 21 juin 1830, Bégin, *Mém de l'Acad.
de Metz*, t. XXI, p. 124.

(2) Grotefend, n° 36.

(3) Il est curieux de remarquer combien l'étude de ces
petits monuments a été négligée en Italie, où cependant on
a cultivé avec tant de succès toutes les branches de l'archéologie. Il y a quelques années seulement, un savant italien
très-distingué, M. Valentinelli, commettait cette singulière
erreur de considérer les oculistes comme des artistes
chargés de fabriquer, pour les statues, des yeux en métal
ou en pierre précieuse. Après avoir décrit un buste,

été faite, il faut en conclure qu'on n'en a pas découvert ;
mais ce serait dépasser la mesure que de vouloir tirer
de cette conclusion la conséquence qu'il n'y avait pas
de médecins oculistes en Italie. Ils y étaient, au contraire, fort nombreux, les auteurs anciens et les inscriptions latines nous en fournissent les témoignages les
plus formels ; on peut croire seulement qu'ils n'avaient
pas l'habitude d'employer ces petites pierres-cachets
pour marquer leurs remèdes. Le cachet de Pérouse
rentre dans la catégorie de tous les autres cachets
actuellement conservés en Italie; on ignore son origine.

Nous venons de dire que les inscriptions latines faisaient connaître un certain nombre de médecins oculistes. Comme ces noms sont disséminés dans différentes
publications que tout le monde n'a pas sous la main,
nous pensons être utiles à nos lecteurs en dressant ici
une liste provisoire des *medici ocularii* qui se rencontrent
dans les inscriptions latines de l'Italie, nous réservant
de compléter cette liste plus tard. Voici par ordre
alphabétique les noms que nous avons relevés :

P. Attius Atimetus, Aug. medicus ab ocul(is). Rome (1).

M. Valentinelli ajoute : « Lavoro assai apprezzato, come
rilevasi dagli occhi *medicati*. » A cette partie du texte cor-
respond la note suivante : « Ho altrove avvertito essersi usato
dagli antichi di apporre i bulbi degli occhi in metalli o pietre
nobili alle statue, specialmente delle divinità : a quest' offi-
cio era deputata una classe d'artisti chiamati *medici ocularii,*
perchè *oculorum in statuis repositores*. » Valentinelli, *Marmi
scolpiti del Museo archeologico della Marciana di Venezia.*
Prato, 1866, p. 245, note 5.

(1) Gruter, *Inscript. antiq.*, p. 581, n° 2. Cette inscription
offre une particularité : elle porte les noms de deux défunts,

Q. Clodius Q. l., Niger, medicus ocular(ius). Vicence (1).

P. Co[e]lius, P. l., Philogenes, medicus ocularius. Rome (2).

Cn. Domitius Demetrius, medicus ocularius. Rome (3).

M. Geminius, M. l., Felix, medicus ocularius. Rome (4).

Cn. Helvius, Cn. l., Iolla, medicus ocularius. Castellone, près Gaëte (5).

P. [Julius], P. l., Dio, medicus ocularius. Aquilée (6).

M. Julius Secundus, medicus ocul[ar](ius). Rome (7).

M. Latinius, M. l., Hermes, medicus ocularius. Bologne (8).

P. Numitorius, P. l., Asclepiades, medicus ocularius. Vérone (près de) (9).

et les deux épitaphes sont séparés par un *petit rameau* analogue à celui que nous avons signalé sur la brique de Trento (voir notre p. 35). On connaît un grand nombre d'inscriptions relatives à deux personnages, mais on trouve rarement ce mode de séparation des noms, qui est curieux à remarquer ici à côté de l'épitaphe d'un oculiste. Cf. cependant : Gruter, p. 423, n° 4.

(1) C. I. L., t. III, n° 3156.

(2) Doni, *Inscriptiones antiquae, editae a Gorio*, p. 329, n° 60.

(3) Fabretti, *Inscriptionum antiquarum quae in aedibus paternis asservantur explicatio*, p. 300, n° 276 ; Malvasia, *Marmora Felsinea*, p. 219.

(4) *Bullettino della commissione archeologica municipale*, 1880, p. 73.

(5) Mommsen, I. R. N., n° 4121.

(6) C. I. L., t. V, n° 8320.

(7) Muratori, *Novus thesaurus*, p. 908, n° 1.

(8) Fabretti, *op. laud.*, p. 300, n° 277 ; Malvasia, *op. laud.*, p. 218.

(9) C. I. L., t. V, n° 3940.

C. Rutilius Euthetus, *medicus ocularius*. Rome (1).

C. Terentius Pistus, *medicus ocularius*. Rome (2).

Tous ces médecins sont des affranchis; quand l'inscription ne le mentionne pas expressément, leur *cognomen* le prouve. Voici un autre oculiste qui est désigné d'une façon différente :

P. Decimius, P. l., Eros Merula, medicus clinicus chirurgus ocularius. Assise (3).

Enfin nous ajouterons encore à cette liste trois noms relevés sur des inscriptions qui nous paraissent devoir être classées parmi les textes à contrôler :

Ti. Julius, Augus[ti] et Augustae l., Cytisorus, medicus ocularis. Rome (4).

Silicius, medicus ab oculis. Rome (5).

Illyrius, Ti. Caesari[s] Aug. ser., Celadian[us], medicus ocularius. Rome (6).

Le texte qui renferme le nom de cet esclave impérial a été publié par différents auteurs, mais la leçon de Doni paraît la meilleure.

IX.

CACHET ANONYME INÉDIT.

Poitiers (Vienne).

Nous devons les empreintes de ce cachet à **M. J.** de

______

(1) Fabretti, *op. laud.*, p. 299, n° xxv.

(2) Ed. Brizio, *Pitture et sepolcri scoperti sull' Esquilino*, p. 35, n° 50.

(3) Gruter, p. 400, n° 7.

(4) Muratori, p. 927, n° 5.

(5) Muratori, p. 927, n° 14.

(6) Doni, *op. laud.*, p. 329, n° 59. Cf. Fabretti, p. 300,

Laurière. C'est une serpentine de couleur verdâtre, longue de 0,03 m, large de 0,019 m., l'épaisseur est de 0,006 m.

Il est conservé au musée de la Société des Antiquaires de l'Ouest, à Poitiers; il faisait partie auparavant de la collection Bonsergent; trois des tranches sont gravées; les lettres sont de dimensions inégales, même sur les mêmes tranches. Ce cachet ne porte ni le nom du médecin, ni le nom des maladies, mais seulement celui des collyres.

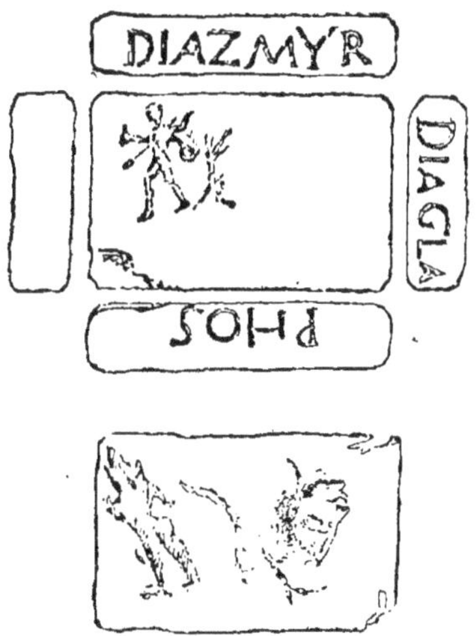

Sur un des plats on voit un homme marchant vers la gauche, avec des armes ou des attributs qu'il est difficile de déterminer à cause des petites dimensions du dessin, peut-être un bouclier et une lance. Sur l'autre plat on remarque une tête grossièrement tracée, mais

n° 274 : ILLVSTRIVS. TI. CAESARIS; Gruter, p. 1111, n° 6 : TIBERIVS. TI. CAESAR; Malvasia, *op. laud.*, p. 219.

cependant reconnaissable (1). Il rentre dans la classe des cachets portant des noms de collyres seuls, sans noms de médecins (2); c'est le contraire du cachet précédent (n° VIII).

TRANSCRIPTION.

1°   DIAZMYR

Diá[s]myr(nes).

2°   DIAGLA

Diagla(uten).

3°   PHOS

Phos.

I. — Diasmyr(nes).

Grotefend a indiqué les principaux textes des médecins anciens concernant le collyre *diasmyrnes* (3) ;

(1) Il est bon de rappeler qu'un cachet trouvé à Naix en 1830, attribué faussement par Grotefend (n° 36) à la ville de Vienne (Autriche), et qui, pour cette raison, figure à tort dans le t. III du *Corpus latin*, n° 6018, 2, porte sur un côté une tête d'Esculape gravée avec soin, précisément au milieu du nom du médecin. Le cachet de Leicester porte également une tête humaine tracée au-dessous d'un nom propre (*Eph. epigr.*, t. III, p. 147, n° 136.)

(2) Comme ceux qui sont publiés sous les n⁰ˢ 104, 105 et 107 de Grotefend.

(3) Grotefend, n° 7, p. 23.

nous n'avons pas à y revenir. On rencontre ce collyre sur un grand nombre de cachets, seul (1) ou à côté des maladies : *aspritudo* (2), *cicatrices* (3), *epiphorae* (4), *impetus* (5), *impetus lippitudinis* (6), *impetus oculorum* (7), *lippitudo* (8); il est associé au collyre *dicentetos* pour

(1) Grotefend, n°s 12, 15, Wilmanns, *Exempla*, n° 2757, A. de Boissieu, *Inscriptions antiques de Lyon*, p. 453; Grotefend, n° 30, Loriquet, *Reims pendant la domination romaine*, p. 289; Grotefend, n°s 60, 92, Héron de Villefosse, *Antiquités d'Entrains*, n° 18; Grotefend, n° 107; Klein, n° 119; Julliot, *Bulletin des Antiquaires de France*, séance du 21 avril 1881; Desjardins, *Revue médicale*, 1881, n° 22, p. 789.

(2) Ch. Robert, *Comptes rendus des séances de l'Académie des I. et B.-L.*, nouvelle série, t. VI, 1870, p. 79, et *Mélanges d'archéologie et d'histoire*, p. 17, Klein, n° 115.

(3) Grotefend, n° 16.

(4) Maffei, *Galliae antiquitates quaedam selectae*, p. 75, Caylus, t. I, p. 229, Grotefend, n° 41.

(5) (*Post impetum*) Grotefend, n° 66; Loriquet, *Reims pendant la domination romaine*, p. 286, Grotefend, n° 87; *Ephemeris epigraphica*, t. II, p. 450; Parenteau, *Catalogue du musée de Nantes*, 2e édition, p. 103, n° 266, Klein, n° 121; (*post. imp. drom*) Grotefend, n° 37, Allmer, *Inscript. de Vienne*, n° 406.

(6) (*Post impetum lippitudinis*) Grotefend, n° 7, C. I. L., t. III, n° 1636; Grotefend, n° 19, E. Desjardins, *Mon. de Bavai*, p. 78; Grotefend, n° 24, 49, C. I. L., t. VII, n° 1312; Grotefend, n^s 55, 59, 76, 90.

(7) (*Ad impetum oculorum*) Ch. Robert, *Comptes rendus des séances de l'Académie des I. et B.-L.*, nouvelle série, t. VI, 1870, p. 79, et *Mélanges d'archéologie*, p. 17, Klein, n° 115.

(8) Grotefend, n° 29, E. Desjardins, *Mon. de Bavai*, p. 107.

être employé *post impetum* (1), aux mots *ex ovo* (2), aux épithètes *lene* (3), *primum*, et est employé alors *post lippitudines ex ovo* (4).

II. — Diagla(vcen).

Le collyre *diaglaucen* n'était connu que par trois cachets dont un seul fait mention de l'affection que ce collyre devait combattre (5); Grotefend (6) et M. Klein (7) renvoient aux passages des auteurs anciens qui en ont fait mention.

III. — Phos.

Ce collyre n'avait pas encore été relevé sur les cachets; nous le connaissons cependant par un texte d'Alexander Trallianus qui s'exprime ainsi : « *Pulvis*

(1) *Ephemeris epigraphica*, t. II, p. 450.

(2) (*Post impetum*) Duvernoy, *Notice sur le pays de Montbéliard avant les premiers comtes*, pl. XI, Grotefend, n° 20, 47, C. I. L, t. VII, n° 1310; Grotefend, n° 78 ; Edm. Tudot, *Étude sur Néris la ville antique,* p. 10; (*post lippitudinem*) Grotefend, n° 84.

(3) Grotefend, n° 80.

(4) Id., n° 34.

(5) Grotefend, n° 38; de Rochambeau, *Bulletin des Antiquaires de France*, 1879, p. 285, et *Revue archéologique*, mars 1880, p. 178 ; (*post impetum lippitudinis*) Klein, n° 126, *Ephemeris epigraphica*, t. III, p. 147.

(6) Grotefend, n° 38, p. 59.

(7) Klein, n° 126, p. 43.

cui nomen est a lumine Φῶς, *ad hebetudinem oculorum efficax* (1). » Suit la formule :

Cadmiae,	drachmae	VIII
Salis ammoniaci,	»	IV
Croci,	»	II
Piperis,	»	III
Folii, auripigmenti, singulorum,	»	I et S
valde bonum.		

Myrepsus indique de son côté une formule toute diffé-rente d'un collyre qu'il appelle *lumen* (2), c'est le nom du premier traduit en latin :

Collyrium lumen appellatum, ad myocephalon, albugi-nes crassiores, et, ubi tensionem faciunt cicatrices, mira-bile :

Ammoniaci, gallarum, singulorum lib. S.		
Rosarum tenerum,	unc.	IV et S.
Sinapi,	»	III
Opii,	»	I et S.

Trita fermentato cum aqua pluviali, finge collyria.

Galien (3), donne une formule différente d'un collyre « *ad doloris vexationem, omnemque in flammationem et intensas epiphoras* », qu'il appelle *collyrium phosphorus.* Aëtius (4) la reproduit avec de légères modifications.

(1) Alexander Trallianus, *De arte medica*, l. II. c. v, col. 174 G.
(2) *De collyriis,* sect. XXIV, c. LV, col. 663 B.
(3) Περὶ συνθέσεως φαρμάκων τῶν κατὰ τόπους, l. IV, c. VIII, p. 747 du t. XII.
(4) *Tetrabiblos II,* sermo III, c. c, col. 345 B.

X.

CACHET DE L. POMPEIUS NIGRINUS.

Alluy (Nièvre.)

Le cachet de L. Pompeius Nigrinus a été découvert près d'Alluy, canton de Châtillon-en-Bazois (Nièvre). C'est une stéatite marbrée, d'un vert clair, de forme rectangulaire. Ses dimensions sont : longueur 0,052 m., largeur 0,031 m., épaisseur 0,013 m., il a été publié par M. l'abbé Crosnier (1) dont M. Buhot de Kersers a reproduit la lecture fautive (2); Grotefend l'a signalé dans le *Philologus* de Goettingue (3) et dans son recueil (4) mais sans en donner le texte.

Il est gravé sur deux tranches seulement; l'une d'entre elles, d'une très-belle conservation, se compose de trois lignes; sur l'autre tranche, les lettres du milieu sont effacées, mais il est facile de les restituer, de telle sorte que nous avons de ce cachet un texte complet et une lecture certaine.

(1) Crosnier, *Sur les cachets des médecins oculistes romains, à l'occasion d'un de ces cachets récemment découvert à Alluy (Nièvre)*, dans le *Bulletin de la Société Nivernaise*, t. I, 1855, p. 352 et suiv.

(2) Buhot de Kersers, *Congrès archéologique de France, XL*[e] *session, tenue à Châteauroux*, 1873, p. 261, n° 20.

(3) T. XIV, p. 629, n° 77.

(4) N° 82.

La forme des lettres est belle, le *N* et le *T* du mot
ODENT à la troisième ligne sont liés. Ce monument est
conservé au musée du palais ducal à Nevers.

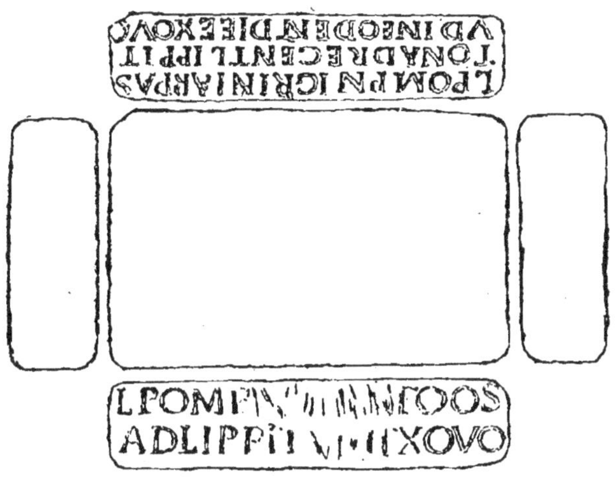

TRANSCRIPTION.

1°   L POMPNIGRINIARPAS
            TONADRECENTLIPPIT
            VDINEODENTDIEEXOVO

*L(ucii) Pomp(eii) Nigrini arpaston ad recent(es) lippitu-
dine(s) odent(es) die(m) ex ovo.*

2°   L POMP *nigrini* FOOS
            ADLIPP *itudi* EXOVO

L(ucii) Pomp(eii) [Nigrini] foos ad lipp[itudi(nes)] ex ovo.

TRADUCTION.

1° Collyre arpaston de L. Pompeius Nigrinus, à appliquer dans du blanc d'œuf, contre les ophthalmies récentes que blesse la lumière.

2° Collyre foos de L. Pompeius Nigrinus, à appliquer dans du blanc d'œuf, contre les ophthalmies.

I. — L(VCII) POMP(EII) NIGRINI ARPASTON AD RECENT(ES) LIPPITVDINE(S) ODENT(ES) DIE(M) EX OVO.

1° L. POMPEIVS NIGRINVS. — Ces noms sont fréquents dans l'épigraphie romaine. On a trouvé à Dalheim, dans le Luxembourg, et à Ratisbonne, deux cachets d'un oculiste portant le même *gentilicium* que notre Nigrinus : *Q. Pomp(eius) Graecinus* (1). Sur les cachets de Dalheim et d'Alluy, on a lu jusqu'à ce jour : Q. Pomp(onius) Graecinus et L. Pomp(onius) Nigrinus. Nous préférons la lecture *Pompeius*. Il n'était pas dans les usages d'abréger les *gentilicium;* on le faisait rarement, et seulement quand il s'agissait d'un *gentilicium* fort connu, que tout le monde pouvait compléter, comme par exemple : Jul(ius), Cl(audius), Ael(ius)... etc. *Pomp(eius)* rentre certainement dans cette catégorie. Cependant cette observation, qui serait une règle certaine pour les monuments épigraphiques ordinaires, n'a plus la même valeur quand il s'agit d'un cachet d'oculiste; ces petits monuments ne sont pas, en effet, soumis aux règles constantes de l'épigraphie. De plus, à cause du peu de place mis à la disposition du graveur, les *gentilicium* sont souvent abrégés sur les cachets. Toutefois nous préférons la lecture *Pompeius,* qui est la plus naturelle, parce que c'est celle

(1) Grotefend, n° 81 ; *Ephem. epigr.*, t. II, p. 450, n° 1007.

qui se présente la première à l'esprit. Nous devons ajouter qu'en ce qui concerne le cachet de Dalheim la lecture *Pomp(onius)*, proposée par Grotefend, avait une certaine raison d'être à cause du rapprochement qu'il établissait entre ce nom et celui d'un consul suffect de l'année 769 = 16, *C. Pomponius, L. f., Graecinus* (1); mais il faut aujourd'hui renoncer complétement à cette transcription, depuis qu'on a découvert à Ratisbonne (2) un nouveau cachet portant en toutes lettres le nom de *Q. Pompeius Graecinus*, qui est certainement le même médecin déjà inscrit sur le cachet de Dalheim.

2° ARPASTON. — Ce collyre, qui se rencontre pour la première fois sur un cachet, n'est pas non plus, à notre connaissance, mentionné dans les textes des auteurs anciens. Il nous paraît assez difficile d'en déterminer le sens. Nous nous contenterons de proposer trois hypothèses, entre lesquelles on pourra choisir, heureux si un autre trouve une explication meilleure, ou un texte fixant définitivement l'opinion qu'on doit adopter.

Les Grecs appelaient ἁρπαστὸν un ballon qu'on lançait et que les joueurs cherchaient à saisir : c'était à qui l'atteindrait. Le vainqueur était l'heureux joueur qui parvenait à s'en emparer (3). L'ἁρπαστὸν était donc très-disputé, on se l'arrachait, de là son nom. Pourrait-

(1) Borghesi, *Fasti consulares*, p. 61, année 769 = 16 ; cf. Klein, *Fasti consulares*, anno 769 = 16.

(2) *Ephemeris epigraphica*, t. II, p. 450, n° 1007.

(3) Ce jeu et le mot qui le désignaient étaient passés des Grecs chez les Romains : « *Sive harpasta manu pulverulenta rapis* (Martial, IV, xix, 6). — *(Philaenis) harpasto quoque subligata ludit* (Id. VII, lxiv, 4). »

on croire que l'inventeur du collyre ainsi nommé a voulu, par ce nom, indiquer que son collyre, à cause de son excellence et de ses effets bienfaisants, était demandé et recherché à l'envi par les malades? Cette étymologie ressemble un peu trop, nous ne nous le dissimulons pas, à celles qu'on forgeait au siècle dernier, et nous ne pouvons guère la présenter avec une entière confiance. Il est permis cependant de faire observer qu'elle ne s'écarte pas de la manière dont les médecins de l'antiquité dénommaient souvent leurs médicaments ; si elle avait été relevée dans les écrits des auteurs anciens, on l'aurait trouvée de tout point conforme à ce que l'on a souvent observé dans leurs œuvres, et, à coup sûr, aussi naturelle que celle du collyre *harma*, indiquée plus haut d'après Marcellus (1).

Le collyre ἁρπαστὸν était peut-être un collyre dans lequel l'ambre entrait comme ingrédient principal; nous savons, par un texte de Pline, que, entre autres noms, l'ambre avait celui de *harpax*, parce qu'il attirait les objets légers : « *Et in Aegypto nasci simili modo et vocari sacal; item in India, gratiusque thure esse Indis. In Syria quoque feminas verticillos inde (ex succino) facere et vocari* harpaga, *quia folia et paleas vestiumque fimbrias rapiat* (2). » Un peu plus loin, le même auteur nous apprend que l'ambre, mélangé avec le miel de

(1) Cf. notre cachet de C. Tittius Balbinus, tranche III, § 1, p. 10, et Marcellus, *De medicamentis,* ch. viii, col. 273 G-H. Sur ces noms emphatiques voir ce que nous disons plus haut au sujet du collyre *divinum* inscrit sur la quatrième tranche du cachet de D. Gallius Sestus (notre n° VI); cf. Thédenat, *Sur un cachet d'oculiste découvert à Reims,* extr. de la *Rev. archéol.,* septembre 1879, au mot *authemerum.*

(2) *H. N.,* XXXVII, xi, 6.

l'Attique, est efficace contre les obscurcissements de la vue : « *Et si cum melle Attico conteratur, oculorum quoque obscuritatibus (medetur)* (1). »

Enfin Pline (2) fait encore mention d'un emplâtre composé de soufre et de térébenthine, qui, à cause de la rapidité avec laquelle il prend, est nommé *harpax* (3). « *Aufert (sulphur) et lichenas a facie cum terebinthi resina et lepras.* Harpax *ita vocatur a celeritate prehendendi, avelli enim subinde debet.* » Le collyre ἁρπαστὸν de L. Pompeius Nigrinus était probablement un mordant très-énergique qui, comme l'emplâtre mentionné par Pline, avait tiré son nom de cette propriété.

Le nom *harpaston* est sans doute un adjectif dérivé de *harpax*, comme *harmation* de *harma*, ainsi que nous l'avons fait observer plus haut en traitant du collyre *harma* (p. 11 et 27).

3° Recentes lippitvdines ex ovo. — Voyez le cachet de M. Claudius Martinus et de Filonianus (notre n° IV), tranche III, § 3 (p. 51). C'est la première fois que le mot lippitudo est accompagné de l'épithète *recens*, qui ne s'était encore rencontrée qu'une fois à côté des *cicatrices*. Les médecins anciens établissaient d'ailleurs une distinction entre la *lippitudo* ancienne et la récente. Galien conseille d'employer les collyres « *quae ex glaucio, ex croco et cycnaria inscribuntur* » contre les *lippitudines incipientes* (4); Aetius conseille l'usage d'un « *medicamentum*

----

(1) *H. N.*, XXXVII, xii, 4.

(2) *Ibid.*, XXXV, l, 4.

(3) Le nom de cet emplâtre était peut-être *harpacticon*; cf. Littré, note 168 au livre XXXV de l'*Hist. nat.* de Pline, et Janus, dans son édition de Pline de la collection Teubner, *Scripturae discrepantia*, t. V, p. li.

(4) Galien, Εἰσαγωγὴ ἡ ἰατρὸς, c. xv, p. 765 du t. XIV.

quod in nares inseritur, efficax ad eos qui vetusta lippi-
tudine *infestantur* (1). »

4° ODENTES DIEM. — Jusqu'à présent les éditeurs de ce
cachet ont lu *eodem die*, et ont fait de ces mots une
expression synonyme de *authemerum*. Cette lecture ne
nous paraît pas admissible; il suffira, pour s'en convaincre, de jeter un coup d'œil sur le monument, ou, à son
défaut, sur le fac-similé joint à ce travail; le *N* et le *T*
sont aussi certains et aussi bien marqués que possible.
Dès lors on n'a pas le droit, parce que l'expression
paraît inconnue, de les changer en *M*. Nous avons lu
odentes diem et avons traduit par *les ophthalmies récentes
que blesse la lumière;* nous croyons être dans le vrai.
Nous n'ignorons pas qu'on ne connaît aucun exemple
du participe présent *odens, odentis*, néanmoins cette
leçon nous paraît seule acceptable. Les médecins oculistes dont nous connaissons les cachets vivaient dans
les provinces, et, pour la plupart, à une époque assez
basse. De plus, Charisius indique, comme usitées, deux
formes du verbe *odisse*, qui peuvent appuyer notre
leçon : ce sont les formes *oderem* et *odere* « *in optativo
et infinitivo praesenti* (2) ».

Quant au sens de l'expression *odentes diem*, nous ne
croyons pas qu'il soit utile de l'établir. Les médicaments

---

(1) Actuarius, *De methodo medendi*, l. V, c. XI, col. 282 C.

(2) *Grammaticae latinae auctores antiqui*, opera et studio
Heliae Putschii: Charisius, *Institutiones grammaticae*, lib. III,
p. 228. Cf. Forcellini, *Totius latinitatis lexicon*, édit. Vincent
de Vit, Prato, 1868, au mot ODI : « *pro* odiendus *agnoscitur
et* odendus *a Claud. Sacerd. 1, Grammat. 22 : « Participia
haec duo futuri temporis, hic osurus, hic* odendus *et praeteriti
hic osus.* » Odendus *est ab* odere, *odiendus ab odire.* »

ont pu changer, mais les maladies sont restées les mêmes. Comme les médecins modernes, ceux de l'antiquité ont dû avoir plus d'une fois l'occasion de constater que certains yeux malades ne peuvent supporter la lumière du jour; d'ailleurs, à l'appui de cette preuve de bon sens, qui suffirait amplement à justifier notre ecture, nous pouvons apporter des textes d'auteurs : « *Etenim cum totius corporis color immutatus sit, tum et malum et perniciosum putandum est, ad hoc tamen alia quoque signa accedunt, ut cum oculi lucem refugiunt, in cujus rei causa est imbecillitas ejus facultatis, quae ad aspectum pertinet* (1). » — *Debiles oculi dicuntur qui neque album, neque splendidum, neque igneum videre sustinent* (2). » — *Facile curabis si jusseris aegrum a laedente causa velut sole... discedere... Jubendus est (aeger) etiam splendorem aversari et oculos claudere* (3). »

II. — L(VCII) POMP(EII) [NIGRINI] FOOS AD LIPPI[TVDI(NES)]
EX OVO.

Foos. — Le nom de ce collyre n'a pas été lu en entier par les éditeurs précédents, qui ont donné seulement OOS ; cependant le *F* est, quoique assez usé, fort visible encore sur la pierre. Le collyre *foos* est, selon nous, le même que le collyre *phos* du cachet de Poitiers (notre n° IX, tranche III, p. 93). On sait que les mots grecs φῶς, φάως, φόως étaient synonymes et n'avaient d'autres différences que d'être employés de préférence par les prosateurs ou les poëtes.

(1) Galien, Τῶν εἰς τὰ περὶ χυμῶν Ἱπποκράτους ὑπομνήματα, I, p. 7 du t. XVI.

(2) Aetius, *Tetrabiblos II*, sermo II, c. XLIV, col. 320 C.

(3) Id. *ibid.*, c. III, col. 300 D-E.

Nous avons cité, à propos du cachet de Poitiers, un texte d'Alexander Trallianus : « *Pulvis cui nomen est a lumine* Φῶς. »

Le mot φόως a aussi une signification qui rappelle un autre collyre dont nous avons parlé plus haut : « *Venio ad poeticum* Φόως, *ex illo* φῶς. *Est autem* φόως *non solum lux, sed habet etiam metaphoricas significationes, (accipitur) pro salute, pro auxilio, et quidem* laetitiam afferente, *utpote ex quo salutem atque adeo victoriam consequamur* (1). » Si cette signification du mot Φόως était adoptée pour le collyre *foos*, il faudrait le rapprocher du collyre *charma*, inscrit sur le cachet de C. Tittius Balbinus (notre n° I, tranche III, § 1, p. 10), transcription latine du mot grec χάρμα, qui signifie *id quod laetitiam affert*.

XI.

CACHET DE S. MARTINIUS ABLAPTUS.

Vieux (Calvados).

Le cachet de S. Martinius Ablaptus est une pierre schisteuse de couleur verte, noirâtre, formant un quadrilatère de 0^m038 m. à 0^m039 m. de longueur; les tranches ont une épaisseur moyenne de 0^m006 m.; les arêtes sont rabattues en biseau. Trouvé avant l'année 1820, à deux lieues de Caen, vers le sud-ouest, dans la commune de Vieux, il a été donné par l'abbé de la Rue, en 1824, à la Société des Antiquaires de Normandie. Il est aujourd'hui conservé dans le musée de cette Société, à Caen.

(1) Cf. Stephanus, *Thesaurus linguae graecae* au mot Φῶς.

Rever en a été le premier éditeur (1) ; Duchalais (2), Lambert (3), Grotefend (4) l'ont publié après lui. Sichel le mentionne, en passant, dans un de ses mémoires (5), se réservant de l'étudier plus tard en détail; mais il ne l'a pas fait, et ne lui a pas donné place dans son *Nouveau recueil.* Ce cachet porte dans le catalogue du musée de Caen le n° 301 (6).

Le terrassier qui découvrit cette pierre en fit sauter un éclat, et elle fut divisée en deux parties dans toute sa longueur. Rever l'a réparée avec de la colle de poisson (7).

Dans son mémoire, Rever en a publié un dessin fait avec soin, mais qui ne reproduit pas tous les grafitti visibles sur les plats (8). Quant au prétendu fac-similé

(1) Rever, *Mémoire sur les ruines de Lillebonne*, Evreux, 1821, appendice, p. 28 et suiv., pl. IV, n° 3, et *Mémoires de la Société des Antiquaires de Normandie*, 1824, 1ʳᵉ partie, p. 472 et suivantes (*Description de deux cachets, l'un trouvé à Vieux, [déposé au musée de la Société des Antiquaires de Normandie, l'autre trouvé à Bayeux*).

(2) *Observations sur les cachets des médecins oculistes anciens, à propos de cinq pierres sigillaires inédites*, dans les *Mémoires de la Société royale des Antiquaires de France*, t. XVIII (1846), p. 215.

(3) *Épigraphie romaine dans le département du Calvados*, in-4°, Caen, 1869, p. 35, pl. V, fig. 13.

(4) N° 71.

(5) *Cinq cachets inédits de médecins oculistes romains*, in-8°, Paris, 1845, p. 8.

(6) Gervais, *Catalogue et description des objets d'art exposés au musée de la Société des Antiquaires de Normandie*, Caen, 1864, in-8°, p. 64.

(7) Rever, *Op. laud.*, appendice, p. 29, note *a.*

(8) *Op. cit.*, appendice, pl. IV, fig. 3.

de Lambert (1), il est grossièrement exécuté, et ne peut donner une idée exacte ni des inscriptions, ni des dessins, qui ont été gravés avec une certaine aisance sur les tranches et sur les plats. La figure ci-dessous a été exécutée d'après des empreintes que nous devons à l'obligeance de M. J. de Laurière, et d'après un moulage qui nous a été gracieusement envoyé par MM. Émile Travers, secrétaire de la Société des beaux-arts, et Lavalley-Duperroux, conservateur du musée de Caen.

Sur l'un des plats est représenté un hippocampe. Duchalais, par un rapprochement qui se présente tout naturellement à l'esprit, établit un rapport entre le cheval marin et le collyre thalasseros (de θάλασσα, mer), dont le nom est gravé sur la tranche n° 2 : « Quant au « cheval marin, il nous semble, par une allusion très-« fréquente dans l'antiquité, se rapporter à une des « inscriptions gravées sur les tranches, celle où il est « question du collyre *thalasseros*. Thalasseros, comme le « prétend M. Rever, veut dire vert de mer, ou tout au « moins collyre composé avec des matières sorties de « la mer, θάλασσα. Quoi qu'il en soit, le cheval marin « habitant la mer, n'est-il pas l'emblème et ne désigne-« t-il pas, d'une manière figurative, notre collyre (2)? »

Cette explication soulève une question fort obscure jusqu'à ce jour. Quel rapport y a-t-il entre les grafitti ou dessins gravés sur les plats des cachets et les inscriptions des tranches ?

Parfois, on ne peut le nier, les noms des remèdes inscrits sur les tranches ont été reproduits sur les plats, afin que le médecin ou le pharmacopole

(1) *Op. cit.*, pl. V, fig. 13.
(2) *Op. cit.*, p. 216.

puisse, à première vue, sans avoir à déchiffrer les inscriptions rétrogrades de la tranche, reconnaître le côté du cachet dont il a besoin; un cachet de Sens (1), le cachet de Trèves (2), celui de The Ballast Hole (3), nous en fournissent une preuve irrécusable. Un cachet de Mandeure, gravé sur deux tranches seulement, porte, sur les plats, deux noms de maladies correspondant aux deux tranches anépigraphes, si l'on s'en rapporte au dessin de M. Duvernoy (4). Mais les deux tranches gravées mentionnent un nom de collyre sans nom de maladie; ces tranches correspondaient-elles aux inscriptions du plat? Dans ce cas, les grafitti auraient servi à indiquer au pharmacopole la maladie contre laquelle était employé le collyre gravé sur chacune des deux tranches. M. Duvernoy a sans doute disposé son dessin sans se préoccuper des plats; l'examen de la pierre peut seul résoudre ce petit problème. Le cachet de Paulinus, conservé à la Bibliothèque Nationale, est numéroté I, II, III, IIII sur chacun de ses plats; ces chiffres correspondent aux inscriptions des tranches (5).

Le nom du médecin est quelquefois reproduit sur les plats. Ainsi, sur le plat du cachet de *Proclianus* (Bouguenais), le nom est gravé au milieu d'un cartouche (6); un cachet conservé au Cabinet des médailles

(1) Poncelet, *Bulletin de la Société des sciences historiques et naturelles de l'Yonne*, t. XXVII, séance du 8 juin 1873.

(2) *Iahrbücher des Vereins von Altherthumsfreunden im Rheinlande*, t. LVII (1876), p. 200-201.

(3) Klein, n° 126, *Ephemeris epigraphica*, t. III. p. 147, n° 135.

(4) *Notice sur le pays de Montbéliard*, planche XI b.

(5) Duchalais, p. 199, cf. Grotefend, n° 77.

(6) Parenteau, *Catalogue du musée de Nantes*, 2e édit. in-8°, 1869, p. 103, n° 266, Klein, n° 121.

présente un cartouche analogue, avec un grafitto
très-fruste, qui était peut-être le nom du médecin
absent sur les tranches (1); le C que porte le plat du
cachet de *G. Annius Censorinus* (Bavai), devait être
l'initiale du cognomen de ce médecin (2); les cachets
de *C. Tittius Balbinus* (Martres d'Artières)(3), de *L. Sex-
tius Marcianus* (Ingweiler) (4), de *Cassius Jucundus*
(Reims) (5), de *Severianus* (Sens) (6), et probablement
celui de *M. Claudius Martinus* (Reims) (7), portent
aussi sur les plats le nom du médecin reproduit soit en
entier, soit seulement par ses initiales. Il en est sans
doute de même pour un cachet de Sens; dont les tranches
sont anonymes, mais sur le plat on lit le nom *Cam-
panus* au génitif (8).

Les grafitti du cachet de Gotha contiennent, d'après
le fac-similé de M. Zangemeister, une date consulaire (9).

(1) Tôchon, n° 13, Grotefend, n° 104.

(2) Desjardins, *Revue archéologique*, avril 1873, *Monuments de Bavai*, p. 85 et planche VI, fig. 1, Klein, n° 114 ;
la lettre C figure également seule sur une des tranches de
ce cachet.

(3) Notre n° I, p. 6; cf. *Statistique monumentale du Puy-de-
Dôme*, 2° édit., Paris, 1846, p. 139 et pl. XV, fig. 2 ,
Dr Védrènes, *Traité de médecine de Celse*, traduction nou-
velle, fascicule supplémentaire, pl. XVIII, fig. 8.

(4) Brambach, *Corpus inscript. Rhen.*, n° 1878, Grotefend,
n° 90.

(5) Klein, n° 115, Ch. Robert, *Mélanges d'archéologie et
d'histoire*, in-8°, Paris, 1875, p. 17.

(6) Poncelet, *loc. cit.*

(7) Notre n° IV, p. 39.

(8) Julliot, *Revue des sociétés savantes*, 7me série, t. IV,
p. 226.

(9) Grotefend, n° 18, Zangemeister, *Hermes*, t. II, liv. 1,

Sur le cachet de *G. Annius Censorinus* (Bavai), M. Ernest
Desjardins croit reconnaître la figure d'une racine bul-
beuse qui formait sans doute l'ingrédient principal du
collyre à estampiller (1), mais ce n'est qu'une ingénieuse supposition.

Sur un des plats du cachet de *L. Varius Heliodorus,*
on lit :

SCRIPSIT
MA.....E

Sur l'autre plat :

D . . . . O L (2)

Duchalais (3), et, après lui Sichel (4), voient, dans
les lettres qui suivent le mot *scripsit*, la signature de
l'ouvrier qui a gravé les tranches. Grotefend nous paraît
être plus prudent en déclarant ces lettres actuellement
inexplicables. Comme nous le verrons plus loin, sur
un des plats du cachet que nous étudions ici Sichel a
lu, sans raisons suffisantes , *scripsit Gaius*. Le cachet

1867, p. 314. M. Zangemeister lit ainsi l'inscription du plat :

I I II K A | M A R T
I M P A N T O N I N O A V G
TT I I T G I I T A C A I I S C

Ce sont les noms des consuls de l'an 958 V. C. = 205 P.
CH.; cf. Klein, *Fasti consulares*, p. 91.

(1) *Monuments de Bavai*, p. 84, planche VI, n° 1.

(2) Grotefend, n° 98.

(3) *Op. cit.*, p. 207.

(4) Sichel, *Cinq cachets inédits*, p. 8.

d'*Albucius* (Naix) (1) présente des dessins et des signes
que M. Castan reconnaît être incompréhensibles, à
part quelques traits lus par lui *coclee decem*. Des figures
humaines sont dessinées sur les cachets de *C. Pal......
Gracilis* (Leicester) (2), de *Glyptus* (Naix) (3), de *Severianus* (Sens) (4), et sur le cachet anonyme de Poitiers (5).

On rapproche en vain tous ces faits, on ne trouve
entre eux aucun lien; il est impossible d'en tirer une
conclusion, d'établir une théorie quelconque. Si l'intention du graveur et le rapport existant entre les
dessins ou grafitti des plats et les inscriptions des
tranches peuvent être saisis dans certains cas, dans
d'autres on ne peut que les attribuer au caprice et
à la fantaisie. M. l'intendant général Ch. Robert a
écrit sur ce sujet quelques lignes très-sages : « Il ne
« faut pas attacher trop d'importance à ces fugitives
« inscriptions, dont plus d'une était simplement le
« résultat de l'habitude qui porte les soldats, dans

(1) Castan, *Un cachet inédit d'oculiste romain*, dans les
Mémoires de la Société d'Émulation du Doubs, 4° série, t. III
(1868), p. 7 du tirage à part, Klein, n° 113.

(2) *Ephemeris epigraphica*, t. III, p. 147, n° 136 (tête humaine).

(3) Grotefend, n° 36, L. Renier, *Comptes rendus de l'Académie des I. et B. L.*, nouvelle série, t. VI, 1870, p. 79,
C. I. L., t. III, n° 6018,(une tête est soigneusement gravée
sur la tranche, entre les deux syllabes du nom *Glyptus*
(caput Aesculapii, d'après le *Corpus*).

(4) Poncelet,*loc. cit.* (un gladiateur sur chacun des plats).

(5) Notre n° IX (sur un des plats, un homme debout
marchant vers la gauche, sur l'autre, une tête assez grossièrement gravée. Pour la description et le dessin, cf. ci-
dessus, p. 90.

« les corps de garde, les enfants dans les colléges, à
« buriner capricieusement des traits plus ou moins
« significatifs sur tout ce qui est à leur portée ou leur
« sert journellement. Or les surfaces des plaques schis-
« teuses, tendres et polies, étaient fort tentantes (1). »
Il faut en prendre son parti : on n'arrivera, pour la
majorité des grafitti, à aucune conclusion plus précise
et plus vraie que celle de M. Ch. Robert. Il faut, pour
étudier les tranches des cachets aussi bien que les plats,
réunir le plus grand nombre de faits, établir des com-
paraisons et des rapprochements; l'abondance des
documents pourra seule jeter un peu de lumière dans
ce petit coin, encore obscur, de l'archéologie.

Pour en revenir à l'hippocampe, il est impossible de
ne pas être frappé du rapport qui existe entre le dessin
et le nom du collyre. Ajoutons que, suivant Dioscorides (2), Galien (3), Pline (4), Oribase (5), Paulus Aegineta (6), Aetius (7), les cendres d'hippocampe étaient
employées en médecine; aucun texte, il est vrai, n'indique qu'on en ait fait usage pour les yeux, mais les
propriétés qui leur sont attribuées par les médecins
anciens ne diffèrent pas de celles de plusieurs substances figurant souvent dans les formules des col-

(1) *Op. laud.*, p. 7.

(2) Περὶ ὕλης ἰατρικῆς, 1. II, c. III, p. 168 du t. I.

(3) Περὶ τῆς τῶν ἁπλῶν φαρμάκων κράσεως καὶ δυνάμεως, 1. XI,
c. I, 41, p. 362 du t. XII.

(4) H. N. XXXII, xx, 1 et xxiii, 1.

(5) *Medicin. collect.*, 1. XIV, c. LVIII, col. 483 G.

(6) *De re medica*, 1. VII, c. III, *incipientia littera* I,
col. 623 B.

(7) *Tetrabiblos* I, sermo II, c. CLXXIII, col. 94 B.

lyres (1). L'animal lui-même passait pour avoir des vertus curatives (2).

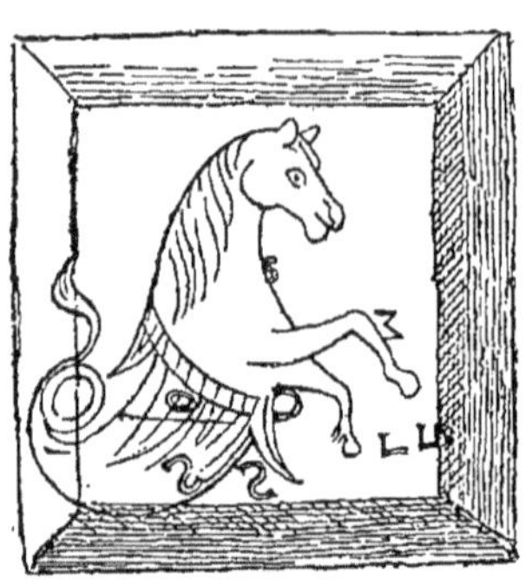

Entre les sabots de l'hippocampe on distingue la lettre L (rétrograde), et en face du genou droit, un M (rétrograde); ces lettres sont tracées suivant une ligne idéale allant de bas en haut, la partie inférieure des lettres étant tournée vers l'animal. Il semble que ce groupe L M ait été répété à droite, devant l'hippocampe, près du biseau. Cependant la transcription de ce second grafitto n'est pas très-certaine, et on pourrait lire aussi bien L I V, car le premier jambage de M est un peu écarté du second, et le dernier jambage a disparu dans le biseau. Au-dessous des jambes et en partie sur le corps de l'hippocampe se trouvent les lettres COSS

(1) « *Et hippocampum, animal illud marinum, si totum usseris, alopeciis prodesse proditum a quibusdam est, ipsumque videlicet desiccantis esse facultatis extenuantisque, aut certe ejus cinerem, quem quidam unguento amaracino commiscent, quidam pici liquidae, alii veteri adipi suillo* (Galien, *loc. cit.*).»

(2) Galien et Oribase, *locis citatis.*

(rétrogrades) disposées en carré. Est-ce là une raison de supposer que le possesseur du cachet avait eu l'idée d'y inscrire une date consulaire, comme M. Zangemeister en a découvert une sur le plat du cachet de Gotha? Enfin, vers le milieu de l'encolure de l'animal, on voit encore un S très-distinct. L'hippocampe lève les deux jambes de devant comme pour nager ; le dessin de la queue, enroulée en anneau, empiète sur le biseau qui forme la bordure du plat.

Sur l'autre plat est figurée au trait une amphore à large panse. Les anses sont surélevées et s'enroulent élégamment en forme de S ; l'anse droite a été presque entièrement emportée par une cassure. Le col de ce vase est décoré d'un ruban divisé par des traits verticaux en petits compartiments carrés ; la panse est entourée d'un ornement strigilé en forme de gourmette. A la partie inférieure du vase, à l'endroit où le pied prend naissance, s'élancent trois feuilles d'eau, allongées, motif d'ornementation très-fréquent que Duchalais (1) et, après lui, Sichel (2) ont eu le tort de prendre pour des yeux.

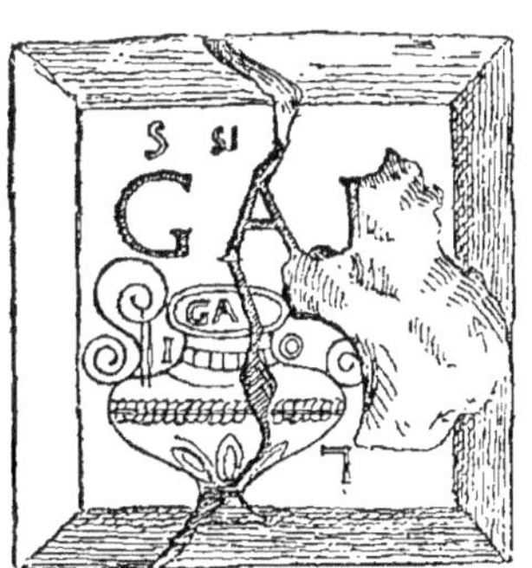

(1) *Op. laud.*, p. 179.
(2) *Cinq cachets inédits*, p. 8.

A la partie supérieure de ce côté plat, on distingue les lettres S SI très-faiblement gravées sur une seule ligne et inégalement espacées. Sichel (1) y a lu le mot s(crip)sit, comme sur la pierre de *L. Varius Heliodorus*, mais cette lecture n'est pas admissible ; remarquons que nous avons déjà relevé deux S placés l'un à côté de l'autre, plus un S isolé, sur l'autre plat de ce cachet. Les deux mêmes lettres, précédées d'un C, se lisent avec d'autres sigles, sur un des côtés plats du cachet de *Q. Pompeius Graecinus*, trouvé à Ratisbonne en 1873 (2) :

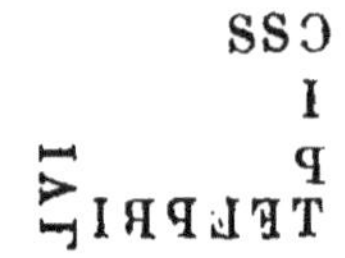

Un grafitto qui ressemble à un S de grande dimension figure sur le plat d'un cachet anonyme conservé au Cabinet des médailles (3). Enfin on lit les lettres M S C sur le plat du cachet de Pérouse (4).

De chaque côté du col du vase sont deux lettres : un O à droite, et un I à gauche. Plus à gauche encore est

(1) *Ibid.*

(2) *Ephemeris epigraphica*, t. II, p. 450, n° 1007, et t. IV, p. 179, n° 643.

(3) Tôchon, *Dissertation sur l'inscription grecque* IACONOC ΛYKION *et sur les pierres antiques qui servaient de cachets aux médecins oculistes*, p. 65, n° 13, Grotefend, n° 104. — Sur la tranche d'un cachet de Besançon, le nom de l'oculiste *Entimus* est suivi de trois s : ENTIMI · S · S · S ‖ LEN ‖ ACR (Sichel, *Nouveau recueil*, p. 114, n° 95, Grotefend, n° 28).

(4) Notre n° VIII (p. 81 et suiv.).

une barre verticale produite par un accident et qu'il ne faut pas prendre pour une lettre.

Au-dessus du vase est inscrit en beaux et grands caractères le mot GAI. Ce nom n'a, comme on le voit, aucune parenté avec celui de *S. Martinius Ablaptus;* le même nom, moins le I emporté par une cassure, est répété, en caractères beaucoup plus petits, dans la partie centrale de l'orifice du vase; ce nom est au génitif, comme le sont généralement ceux des oculistes mentionnés sur les tranches des cachets . Il y a lieu, sans vouloir faire cependant autre chose qu'un simple rapprochement de noms, d'observer que le nom GAIVS était porté par un médecin oculiste cité par Galien : Κολλύριον Γαΐου ὀφθαλμικοῦ ; suit la formule (1).

A droite du vase et au-dessous de la panse est un L renversé ou un gamma grec; serait-ce la lettre initiale du nom Γ(αῖος)??

Duchalais, après avoir entrevu, sans s'y arrêter, la vérité sur le mode d'emploi des cachets d'oculistes (2),

----

(1) Περὶ συνθέσεως φαρμάκων τῶν κατὰ τόπους, l. IV, c. VIII, p. 771 du t. XII.

(2) *Op. cit.*, p. 176 : « Il serait donc possible « d'imprimer sur l'objet même son nom et ses qualités eût « été employé dans l'antiquité comme il l'est encore chez « nous par les parfumeurs, les confiseurs et autres; mais, « après avoir un peu réfléchi, on sera bien vite forcé « d'abandonner cette conjecture. » Dès 1821, Rever avait exprimé la même opinion comme étant la plus probable, ce qui, avant la découverte de Reims, n'était pas sans mérite : « Enfin, il ne peut être déraisonnable de « penser que ces remèdes, qu'on a reconnus jusqu'à pré- « sent pour des collyres, aient été d'abord préparés en « pâte gommée, résineuse ou friable, devant se durcir par

suppose que ces pierres sigillaires servaient à marquer d'une empreinte le couvercle des fioles pharmaceutiques; le vase de notre cachet lui fournit la démonstration de son opinion; « c'était, dit-il, une des fioles « destinées à contenir les collyres; les yeux qui ornent « le bas de la panse en sont la preuve irrécusable. » (3)

Nous venons de dire ce qu'il faut penser des yeux; quant au vase, ce n'était sans doute pas une fiole d'un usage ordinaire en pharmacie; ni par ses dimensions, ni par sa forme il ne se prête à cet usage, pas plus que ces grands flacons en verre, remplis d'une eau colorée, qui, placés en évidence dans les vitrines des pharmaciens de nos jours, leur servent pour ainsi dire d'enseigne et signalent leurs magasins aux passants. D'ailleurs, la découverte de Reims a démontré comment on employait ordinairement les cachets d'oculistes; enfin l'hypothèse du savant médecin pèche par la base; le vase de notre cachet n'a pas de couvercle, et le mot GAI a été gravé dans le champ laissé libre par le dessin entre les contours de l'orifice.

TRANSCRIPTION.

1°   (Rameau) **DIARHODON**

Diarhodon.

« refroidissement ou dessiccation, et qu'ils aient été marqués « d'un cachet tandis qu'ils étaient mous, comme cela se « fait encore pour certains bols. Je ne serais donc pas « étonné que cet usage eût été le plus ordinaire et presque « général, sauf l'exception de quelques petits vases, « lorsque l'oculiste livrait le collyre tout préparé pour « l'usage actuel (*op. laud.*, appendice, p. 12, § 28). »

(1) Duchalais, *op. cit.*, p. 179.

2°   S · MARTINI · ABLAPTI
              T H A L A S S E R O S

S(purii) Martini(i) Ablapti thalasseros.

3°   S · MART · ABLAPTI
              S M E C T I C V M

S(purii) Mart(inii) Ablapti smecticum.

4°   S · MART · ABLAPTI
              (Rameau) C R O C O D E S

S(purii) Mart(inii) Ablapti crocodes.

TRADUCTION.

1° Collyre diarhodon (à la rose).

2° Collyre thalasseros (marin) de S. Martinius Ablaptus.

3° Collyre smecticum (détersif) de S. Martinius Ablaptus.

4° Collyre crocodes (au safran) de S. Martinius Ablaptus.

Le mot *diarhodon* sur la tranche 1, et le mot *crocodes* sur la tranche 4, sont précédés d'un rameau; il ne faut pas chercher un sens à cet ornement qui se retrouve sur d'autres cachets; il est uniquement destiné à remplir un vide. Nous partageons, sur ce point, l'opinion de Sichel (1). Sur la tranche 2, les deux I de Martinii sont liés, le premier avec le T, le second avec le N; il en est de même pour le I de *Ablapti*, qui est lié avec

(1) *Nouveau recueil*, p. 30 et 53.

le **T**. Sur la tranche 3, le nom *Mart(inius)* est abrégé ainsi que sur la tranche 4. Après le premier M du mot *smecticum*, il semble que le graveur, ayant manqué la

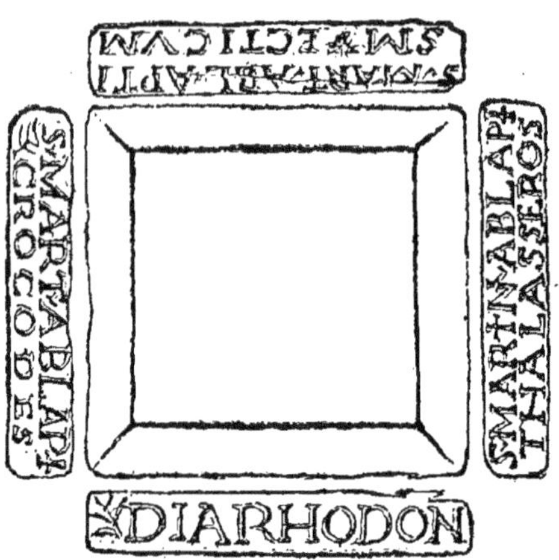

lettre E en faisant sauter un éclat de la pierre, ait dû la reprendre un peu plus loin; c'est ainsi, du moins, que paraîtrait devoir être interprété le trou irrégulier qui se voit entre le M et le E. Cependant Rever dit avoir reconnu, « à l'aide d'une bonne loupe, les vestiges « incontestables d'un second M, dont le dernier jam- « bage ne fut pas entièrement achevé, et qui est, « comme les trois autres, biffé aux dépens de la pierre, « par des coups de burin que l'ouvrier ne se donna point « la peine d'adoucir (2). » Dans ce cas, l'ouvrier aurait, par erreur, recommencé une seconde fois la lettre qu'il avait déjà gravée.

(2) **Rever**, *op. laud.*, appendice, p. 32.

Les lettres sont de dimensions inégales. Sur la tranche 1, le mot *diarhodon*, écrit sur une seule ligne, est formé de caractères beaucoup plus grands que les inscriptions des autres tranches, qui, sur une épaisseur égale, sont gravées en deux lignes.

I. — DIARHODON.

Sur le collyre *diarhodon*, cf. le cachet d'*Aelius Fotinus*, (notre n° II, tranche II), p. 18. Nous avons indiqué, en cet endroit, les numéros de Grotefend et de Klein qui renvoient aux passages où les médecins anciens traitent de ce collyre (1), et les affections de la vue contre lesquelles il était efficace.

(1) Pour faciliter les recherches aux lecteurs qui n'auraient à leur portée ni le recueil de Grotefend, ni le supplément de Klein, nous donnerons ici l'indication de ces textes, ce que nous avons négligé de faire, à propos du cachet d'*Aelius Fotinus* : Galien, Περὶ συνθέσεως φαρμάκων, etc., l. IV, c. VIII, p. 767 du t. XII. — Alexander Trallianus, *De arte medica*, l. II, c. VII, col. 178 C et E. — Paulus Aegineta, *De re medica*, l. VII, c. XVI, col. 672 E et G. — Oribasius, *Synopseos*, l. IV, col. 52 F. — On peut utilement ajouter à ces textes un chapitre que Pline consacre aux propriétés de la rose et à son emploi en médecine, H. N., XXI, LXXIII, et le chapitre d'Aetius, intitulé *Collyria ex rosis viridia ac alba* (*Tetrabiblos* II, sermo III, c. CVIII, col. 353). Myrepsus donne la formule d'un *diarhodon abbatis* (*de antidotis*, sectio I, c. XCIII et XCIV, col. 384 C-G), d'un *diarhodon Galeni* (*ibid.*, c. CXXXIV, col. 389 G) et de deux *diarhodon pastillus* (*de pastillis*, sectio XLI, c. XV, col. 785 C-D et c. XLVII, col. 788 H), mais ce ne sont pas des remèdes pour les yeux. Sur le collyre *diarhodon*, cf. encore Sichel, *Nouveau recueil*, p. 95-96, et Desjardins, *Monuments du Bavai*, p. 103.

L'orthographe du mot *diarhodon* varie sur les cachets.
Il est écrit sans H sur des pierres de Bavai (1), de Compiègne (2), de Nimègue (3), de Bouguenais (4); avec un
H sur des cachets de Dijon (5), de Lillebonne (6), de
Vieux (celui que nous publions ici), de Saint-Aubin-sur-Gaillon (7), de Bavai (8), de Paris (?) (9), de Trèves (10).

II. — S(PVRII) MARTINI(I) ABLAPTI THALASSEROS.

1° S. MARTINIVS ABLAPTVS. — C'est le seul oculiste de
ce nom qui figure sur les cachets. Le gentilicium *Martinius* est rare. On l'a cependant retrouvé dans plusieurs
inscriptions des bords du Rhin (11), dans une inscription
de Lyon (12), et peut-être sur une pierre d'Angleterre (13).
Quant au cognomen *Ablaptus*, l'abbé Vincent de Vit
n'en cite aucun exemple dans son *Onomasticon*.

(1) Grotefend, n° 4, Desjardins, *Monuments de Bavai*,
p. 104, Émanns, *Exempla*, n° 2755.

(2) Sichel, *Nouveau recueil*, p. 95, n° 89, Grotefend, n° 35.

(3) Brambach, *Corpus inscr. Rhen.*, n° 76, Grotefend,
n° 93.

(4) Parenteau, *Catalogue du musée de Nantes*, 2ᵉ édition,
p. 103, n° 266, Klein, n° 121.

(5) Maffei, *Galliae antiquitates quaedam selectae*, Paris,
1733, p. 75, Grotefend, n° 41.

(6) Tôchon d'Annecy, p. 68, n° 21, Grotefend, n° 42.

(7) Grotefend, n° 86.

(8) Ern. Desjardins, *Mon. de Bavai*, p. 99.

(9) Notre n° II, p. 14.

(10) Klein, *Iahrbücher des Vereins von Alterthumsfreunden im Rheinlande*, t. LVII (1876), p. 200-201.

(11) Brambach, C. I. R., n°ˢ 904, 1130, 1330.

(12) Boissieu, *Inscriptions antiques de Lyon*, p. 424.

(13) C. I. L., t. VII, n° 353.

2° THALASSEROS. — On s'accorde à faire dériver le collyre *thalasseros* du mot θάλασσα, mer. Le collyre *thalasseros* serait ainsi nommé à cause de sa couleur semblable à celle de la mer. Duchalais (1) a emprunté cette opinion à Rever (2) ; Sichel l'a adoptée après lui (3). Grotefend s'abstient de se prononcer sur l'étymologie de ce mot. Tout récemment, en publiant dans la *Revue épigraphique du midi de la France* (4) le cachet de Bagnols (Gard), M. Allmer a résumé, en quelques lignes très-précises, l'opinion ayant cours, sur le collyre *thalasseros :* « Le *thalasseros*, « collyre marin » ou « cou-« leur d'eau de mer », tirait son nom de la couleur que « lui donnait l'indigo, suivant Galien, ou le vert de gris, « suivant Aetius, employé dans sa composition. Ces deux « auteurs recommandent particulièrement un *thalasseros* « *d'Hermopyle* comme très-efficace contre toute faiblesse « de la vue. Aussi était-ce pour l'éclaircissement de « la vue (*ad claritatem*), et contre le larmoiement (*thalasseros delacrimatorium*), que les cachets qui mention-« nent le collyre marin nous le montrent en usage. »

Nous reproduisons ici les formules de Galien et d'Aetius :

Formule de Galien (5) :

Hermophili collyrium thalasserum, accommodatum ad

(1) *Op. cit.*, p. 216.

(2) *Op. cit.*, appendice, p. 33.

(3) *Nouveau recueil*, p. 62.

(4) Nº 15, août-septembre, 1881, p. 230, nº 263 ; cf. *Bulletin de la Société d'archéologie et de statistique de la Drôme*, 1878, 44° livraison, p. 56 et suiv. (*Un cachet d'oculiste romain, lettre à M. Lacroix*).

(5) Galien, Περὶ συνθέσεως φαρμάκων.. etc., l. IV, c. VIII, p. 781 du t. XII.

suffusiones et ad omnem hebetudinem visus. Facit et ad incipientem suffusionem, estque odoratissimum medicamentum :

Cadmiae,	drachm.	XVI.
Atramenti indici,	»	XVI.
Piperis albi,	»	VIII.
Aeruginis,	»	IV.
Succi medici,	»	IV.
Opobalsami,	»	IV.
Gummi,	»	XII.

aquá excipe, utere cum aqua. Temperies diversa est juxta affectus.

Formule d'Aetius (1) :

Collyrium Hermophili, thalasserum, id est marinum, ad omnem hebetudinem accommodatum, et ad omnem incipientem suffusionem, estque odoratissimum :

Cadmiae,	drachm.	XVI.
Aeruginis,	»	IV.
Atramenti indici,	»	XVI.
Piperis albi,	»	VIII.
Succi Medi,	»	IV.
Opobalsami,	»	IV.
Gummi,	»	XII.

excipe aqua et utere cum aqua. Temperatura diversa est juxta affectiones.

Sichel se trompe en affirmant que, aux ingrédients mentionnés dans la recette de Galien, Aetius a ajouté le vert de gris. On voit que les deux formules sont

(1) Aetius, *Tetrabiblos* II, sermo IV, c. cx, col. 358 H.

identiques quant aux ingrédients et aux doses; l'ordre
de l'énumération est seul interverti. Le vert de gris est
mentionné par les deux auteurs; le témoignage de
Sichel a trompé M. Allmer sur ce détail, d'ailleurs fort
peu important. Il faut donc conclure que si le collyre
thalasseros tire son nom de sa couleur marine, il la
tenait non de la présence de l'indigo seul dans le collyre, comme l'indique une des formules, ou de celle du
vert de gris seul, comme l'indique l'autre formule, mais
de la réunion de ces deux substances ou de la prédo-
minence de l'une sur l'autre.

Alexander Trallianus cite, en passant, le collyre
thalasseros (1). Paulus Aegineta en donne une recette
conforme à celles que nous venons de citer (2).

Aetius nous a donné, nous l'avons vu tout à l'heure,
la signification du nom *thalasseros : collyrium thalasserum, id est marinum* ; mais aucun texte n'autorise à
penser que ce nom était dû à la couleur du collyre.
Nous savons, il est vrai, que bon nombre de collyres
ou autres préparations médicinales ont reçu des médecins anciens un nom conforme à leur couleur :
nous avons, sur un ou deux cachets, le collyre *album* (3),
dans Galien, κολλύριον τὸ λευκὸν (4), le collyre *chloron* (5),

(1) *De arte medica,* l. II, c. v, col. 175 B.

(2) *De re medica,* l. VII, c. xvi, col. 673 B.

(3) Grotefend, nᵒˢ 10 et 31 (?); cf. Aetius, *Tetrabiblos* II,
sermo III, c. civ, col. 350 B.

(4) Περὶ συνθέσεως φαρμάκων τῶν κατὰ τόπους, l. IV, c. viii,
p. 757 du t. XII.

(5) Grotefend, nᵒ 13, C. I. L., t. V, nᵒ 8124; Grotefend,
nᵒˢ 97, 100, C. I. L., t. VII, nᵒ 1320; notre nᵒ I; Rochambeau, *Revue archéologique,* mars, 1880, p. 178; Klein, *Iahrbücher des Vereins,* etc., t. LVII (1876), p. 200-201.

dans Galien χλωρὸν (1), dans Aetius, *chlora*, sive *viridis compositio* (2), κολλύριον κιῤῥὸν (3), le collyre *fuscum* (4) le collyre *psittacinum a colore ita dictum* (5)... etc... Mais de ce que le *thalasseros* contenait, mélangés avec beaucoup d'autres substances, du vert de gris et de l'indigo, s'ensuit-il qu'il était vert ou bleu comme les flots ? D'autres médicaments sont désignés sous un nom également dérivé de θάλασσα, à cause de l'eau de mer qui entrait dans leur composition : par exemple, le *thalassomelli*, purgatif composé d'eau de mer et de miel (6), les vins médicinaux mentionnés par Dioscorides (7) et appelés θαλάττιοι, parce qu'ils étaient fabriqués avec de l'eau de mer. Il est vrai que nous ne voyons, dans les formules de notre collyre, l'indication d'aucune substance tirée de la mer ; mais le nom ne pouvait-il pas être dérivé de propriétés autres que la couleur. Nous avons vu que l'indigo entre, pour une bonne part, dans le *thalasseros* ; or Pline avait observé que l'indigo répand, quand on le brûle, une odeur *marine* : « *reddit... dum fumat odorem maris* (8) », et justement Galien et Aetius parlent l'un et l'autre de l'odeur de notre collyre : « *estque odoratissimum medi-*

(1) *Loc. cit.*, p. 763 et 765.　，

(2) *Tetrabiblos* III, sermo III, c. xxix, col. 569 G.

(3) Galien, *loc. cit.*, p. 783.

(4) Aetius, *Tetrabiblos* II, sermo IV, c. cix, col. 355 B.

(5) Scribonius Largus, *De composit. medic.*, c. iii, col. 198 E.

(6) Dioscorides, Περὶ ὕλης ἰατρικῆς, l. V, c. xx, p. 706, du t. I; Marcellus, *De medicamentis*, c. xx, col. 338 F.

(7) Dioscorides, *loc. cit.*, c. xxvii, p. 712.

(8) H. N., XXXV, xxvii.

camentum (1) ». Ce collyre qui, si l'on en juge par les substances métalliques dont il est composé, devait être très-mordant, ne pouvait-il pas aussi tirer son nom de cette qualité qui lui était commune avec toute une classe de médicaments appelés *marina* doués, entre autres propriétés, de celle d'être mordants : « *mordent carnem* » (2)? Ce ne sont là que des hypothèses, et, les textes faisant défaut pour les appuyer, nous nous gardons de les croire plus fondées que l'opinion citée en premier lieu, mais elles ont tout au moins une égale valeur.

Le vert de gris (*aerugo*) entrait pour quatre drachmes dont la composition du *thalasseros* ; or Pline s'exprime ainsi au sujet de cette substance : « *Vis ejus collyriis oculorum aptissima, delacrimationibus mordendo proficiens* (3). C'est donc probablement au vert de gris que le collyre *thalasseros* est redevable de l'épithète *delacrimatorium* qui lui est attribuée sur deux cachets.

Le thalasseros est connu par plusieurs cachets : une fois il ne précède le nom d'aucune maladie (4), trois fois il est employé *ad claritatem* (5), deux fois il est qualifié *delacrimatorium* (6).

(1) *Loc. cit.*

(2) Oribasius, *Medicin. collect.*, l. XI, c. xxxix, *ex Herodoti libro de remediis extrinsecus occurrentibus*, col. 404 B-D.

(3) H. N., XXXIV, xxvi, 3. ·

(4) *Bulletin de la Société d'archéologie et de statistique de la Drôme*, 1878, p. 56, Allmer, *Revue épigraphique du midi de la France*, n° 15, août-septembre 1881, p. 230, n° 263.

(5) Sichel, *Nouveau recueil*, p. 62, n° 22, Grotefend, n° 53, C. I. L., t. VII, n° 1318; Caylus, t. I, p. 225, Grotefend, n° 93 (?); Mowat, *Bulletin de la Société des Antiquaires de France*, 1884, p. 109.

(6) Caylus, t. I, p. 230, Grotefend, n° 88; Brambach, C. I. R., n° 1878, Grotefend, n° 90.

III. — s(pvrii) mart(inii) ablapti smecticvm.

Smecticvm. — Galien applique l'épithète σμεχτιχὸν au collyre ἁρμάτιον, dont nous avons déjà eu l'occasion de parler (1). Κολλύριον ἁρμάτιον ἐπιγραφόμενον, ᾧ ἐχρήσατο Πτολεμαῖος ὁ βασιλεύς, σμηκτιχὸν (2). Kühn traduit ce mot : *extersiva facultate praeditum*. Il est probable que le collyre *smecticum* avait des propriétés détersives d'où lui vient son nom. Souvent les médecins anciens donnaient à leurs collyres ou à leurs médicaments des noms tirés de l'effet qu'ils devaient produire: c'est ainsi qu'Alexander Trallianus fait mention d'un collyre qu'il nomme *dacneron, hoc est mordicans* (3) ; le même auteur écrit au sujet d'un collyre : *primario ei appellatio indita est cynopticon, quasi caninum visum praestans* (4); un autre collyre est nommé ἀκεσώδυνον, *a dolore mitigando* (5), etc. Dioscorides attribuant à la cendre de pourpre la propriété de nettoyer les dents, emploie le mot σμηχτιχὸς : Πορφύρα καεῖσα δύναμιν ἔχει ξηραντιχήν, σμηχτιχήν ὀδόντων (6) Pline applique également l'adjectif *smecticus* à la cendre de limaçon : « *Omnium quidem cochlearum cinis spissat, « calfacit smectica vi* » (7).

Le collyre *smecticum* nous est donc uniquement connu par la propriété qu'indique son nom ; nous ne

---

(1) Voir notre nᵒ I, tranche III, § 1 (p. 11), et notre nᵒ III, tranche III (p. 27).

(2) Περὶ συνθέσεως φαρμάκων τῶν κατὰ τόπους, l. IV, c. viii, p. 779 du t. XII.

(3) *De arte medica*, l. II, c. v, col. 174 D.

(4) *Ibid.*, E.

(5) *Ibid.*, c. i, col. 169 F.

(6) Περὶ ὕλης ἰατρικῆς, l. II, c. iv, p. 168 du t. I.

(7) Pline, H. N., XXX, x, 2.

savons rien des substances qui entraient dans sa composition : il appartenait à cette classe de médicaments,
si souvent mentionnés chez les auteurs anciens et appelés *smegmata*, nom étymologique et général des *medicamenta detergentia* (1). Une des substances le plus
souvent employées dans ce genre de compositions est
une terre recueillie dans l'île de Cimolus (auj. Cimoli), et
connue sous le nom de *Cimolia creta* ou *terra* (2), en grec
γῆ Κιμολία. Cette terre avait reçu des auteurs anciens,
le nom Σμηκτίς « idem quam σμηκτική,» ajoute Étienne (3).
Elle devait évidemment ce nom à ses propriétés détersives. Le collyre *smecticum* était-il, comme le *sphragis
de Lemnos* ou le διὰ γῆς Σαμίας un petit pain fait avec la
terre de Cimoli, un διὰ γῆς Κιμολίας ? Nous n'avons trouvé,
dans les auteurs anciens, aucun renseignement confir-
mant cette hypothèse; en tout cas il est opportun de
rapprocher les deux noms.

Le collyre *smecticum* n'est mentionné sur aucun
autre cachet.

(1) Cf. Oribasius, *Medicin. collect.*, l. X, c. xxi, col. 396 B :
« *De abstergentibus medicamentis, quae smegmata dicuntur.... Abstergent autem, nitrum, aphronitrum, sal, mel, salis flos, Cimolia..... etc. »*; cf. Paulus Aegineta, *De re medica*, l. VII,
c. xiii, col. 665 F : « *Porro ex his quae cuti adhibentur, quae-
dam exterunt et extergunt, velut quae ex Cimolia, pumice...etc. »*

(2) Sur la terre de Cimolus et ses propriétés, cf. Dioscorides, Περί ὕλης ἰατρικῆς, l. V, c. clxxv, p. 824, du t. I; Oribasius, *Medicin. collect.*, l. XV, col. 512 G-H ; Galien, Περί τῆς
τῶν ἁπλῶν... etc., l. IX, c. i, 4, p. 178-192, *passim*; Pline,
H. N., XXXV, lvii; Aetius, *Tetrabiblos* I, sermo II, c. viii,
col. 65 G-H.

(3) *Thesaurus linguae graecae*, édition Didot, au mot
Σμηκτίς.

IV. — s(pvrii) mart(inii) ablapti crocodes.

Crocodes. — Sur le collyre *crocodes*, cf. notre n° V, tranche II, § 2 (p. 63 et suiv.).

XII

CACHET DE M. TARQUINIUS FLORENTINUS

Bavai (Nord)

Ce cachet, trouvé il y a quelques années à Bavai, fait partie de la collection de M. E. Balicq ; nous en devons les empreintes à l'obligeance de M. Froehner. C'est une pierre schisteuse, très-tendre, d'un gris verdâtre, de forme carrée. Deux des côtés mesurent 0^m025 m., les deux autres ont 0^m026 m. de longueur ; l'épaisseur des tranches est de 0^m004 m. (1).

M. Ernest Desjardins l'a fait connaître (2) au moment même où nous le communiquions à la Société des Antiquaires de France (3) ; il a été publié ensuite par M. R. Serrure (4).

(1) Nous empruntons ces détails sur la matière et les dimensions du cachet à M. R. Serrure, à l'endroit indiqué ci-dessous, note 4.

(2) *Quatrième lettre à M. le docteur Édouard Fournié sur les cachets d'oculistes romains, un cachet inédit,* dans la *Revue médicale française et étrangère,* 1881, n° 22, p. 789.

(3) Séance du 1er juin 1881. — Cf. H. Thédenat, *Lettre à M. Ernest Desjardins, membre de l'Institut, sur le collyre* divinum *et sur le cachet de M. Tarquinius Florentinus, trouvé à Bavai,* dans la *Revue médicale française et étrangère,* 1881, n° 30, p. 144.

(4) *Bulletin mensuel de numismatique et d'archéologie de Bruxelles,* 1881, n° 1, p. 9, et n° 3, p. 33.

La deuxième et la quatrième tranche sont réglées
d'une façon très visible. Sur les tranches 1 et 3 ,

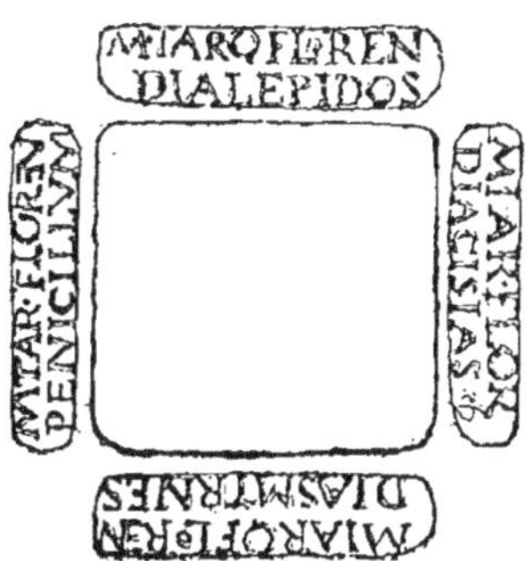

le O du mot *Florentini*, de très-petite dimension, est
inscrit au-dessus du jambage horizontal du L, et sur
les tranches 2 et 3 le E et le N du même mot sont liés.
La barre horizontale du T de *Tarquinius* se confond
avec le bord de l'empreinte ; on n'en voit trace que sur
deux des tranches. Le mot *diacisias* est suivi d'une
feuille de lierre (*hedera*).

TRANSCRIPTION :

1° **M·TARQFLOREN**
DIALEPIDOS

M(arci) Tarq(uinii) Floren(tini) dialepidos.

2° **M TAR · FLOREN**
PENICILLVM

M(arci) Tar(quinii) Floren(tini) penicillum.

3°
**MTARQ FLOREN
DIASMYRNES**

M(arci) Tarq(uinii) Floren(tini) diasmyrnes.

4°
**MTAR · FLOR
DIACISIAS** *(feuille de lierre).*

M(arci) Tar(quinii) Flor(entini) diacisias.

TRADUCTION.

1° Collyre dialepidos (aux squames métalliques) de
M. Tarquinius Florentinus.

2° Collyre penicillum (à l'éponge) de M. Tarquinius
Florentinus.

3° Collyre diasmyrnes (à la myrrhe) de M. Tarquinius Florentinus.

4° Collyre diacisias (au lierre) de M. Tarquinius Florentinus.

I. — M(ARCI) TARQ(VINII) FLOREN(TINI) DIALEPIDOS.

1° M. TARQVINIVS FLORENTINVS. — Ces noms, fréquents
sur les inscriptions, ne s'étaient pas encore rencontrés
sur les cachets. Le gentilicium *Tarquinius*, sous sa
forme féminine, se trouve dans une inscription funéraire de Bavai, abrégé de la même façon que sur notre
cachet (1) :

**D   M
Q·POMP·CRISPO
TARQ · SECVNDAE
POMP · VICTOR
PARENTIB · FECIT**

(1) Ernest Desjardins, *Monuments de Bavai*, p. 22 et pl. II.

*D(iis) M(anibus). Q. Pomp(eio) Crispo, Tarq(uiniae)
Secundae, Pomp(eius) Victor parentib(us) fecit.*

2° DIALEPIDOS. — Cf. notre n° V, tranche I, § 2 (p. 55
et suivantes).

II. — M'ARCI) TAR(QVINII) FLOREN(TINI) PENICILLVM.

PENICILLVM. — Sur le collyre *penicillum*, cf. notre
n° IV, tranche III, § 2 (p. 47 et suivantes).

Nous avons longuement parlé de ce collyre ; nous vou-
drions n'y pas revenir ; il nous faut cependant rendre
compte de la nouvelle transcription, *collyre penicillum*,
que nous avons substituée à l'ancienne traduction, *éponge*,
admise jusqu'ici par nos prédécesseurs et par nous.

Le mot *penicillus* désigne, chez Pline, cette éponge
plus fine, plus douce, qui pousse dans la mer à l'endroit d'où l'on a arraché les premières éponges : « *Trogus
auctor est circa Lyciam penicillos mollissimos nasci in
alto unde ablatae sint spongiae* (1). » Ce mot n'est pas particulier à Pline : Columelle, dans la phrase suivante, parle
vraisemblablement d'une éponge : « *Rutabulo ligneo et
ferrea curvata radula ducitur quod destillavit aut quod in
lateribus haesit : deinde penicillo detergitur* (2). » Le dimi-
nutif *peniculus*, qui signifie petit pinceau, est employé,
par Térence, dans le sens d'éponge :

THRASO

Quid ignave ? Peniculon pugnare, qui istum huc portes, cogitas ?

SANGA

Egone ? Imperatoris virtutem noveram et vim militum :
Sine sanguine hoc non posse fieri : qui abstergerem volnera (3) ?

(1) H. N., XXXI, XLVII, 6.
(2) Collumella, *De re rustica*, XII, XVIII.
(3) Terentius, *Eunuchus*, IV, 7, 7, édit. Teubner.

Le grammairien Festus nous donne la raison de cette
dénomination : « *Peniculi, spongiae longae, propter simi-*
litudinem caudarum, appellatae (1) ».

Nous savons, par un texte de Pline, que les éponges,
réduites en cendres, étaient efficaces contre certaines
maladies des yeux : « *Et oculorum causa comburuntur*
in cruda olla figulini operis, plurimum proficiente eo
cinere contra scabritias genarum, excrescentesque carnes,
et quidquid opus sit ibi destringere, spissare, explere (2). »
On rencontre dans Dioscorides un texte à peu près
semblable : « *Crematae* (spongiae) *oculorum inflamma-*
tioni aridae auxiliantur, et ubi aliquid abstergendum est
aut astringendum. Satius vero est ad ocularia medicamenta
prius lavare cineres (3) ».

On devait ensuite, en mélangeant cette cendre avec
un liquide, en faire une pâte, qui, après avoir reçu la
forme adoptée, était marquée d'une empreinte. C'était
la manière habituelle dont on façonnait cette sorte de
collyre. Les substances à employer étaient réduites en
poudre dans un mortier, ou en cendres par la créma-
tion. Le Pseudo-Pline nous indique comment on procédait à cette dernière opération : « *Jubemur in quibusdam*
remediis uti cinere vel avium vel animalium aliarumque
rerum. Omnia hujus generis debebunt cremari in olla
nova, addito operculo circumlitoque argilla, in furno fer-
venti (4). » Ce texte concorde avec celui de Pline, que

____

(1) Festus, *De significatione verborum*, l. XVI, p. 208, édit.
Müller, Leipzig, 1839.

(2) H. N., *loc. cit.*

(3) Περὶ ὕλης ἰατρικῆς, l. v. c. cxxxvii, p. 805 du t. I.

(4) *Plinii Secundi quae fertur medicina*, édition Rose, Lip-
siae, 1875, p. 9, 5-10.

nous avons cité tout à l'heure : « [*Spongiae*] *comburuntur
in cruda olla figulini operis.*» Les substances ainsi réduites
en poudres ou en cendres, on les mélangeait avec un
liquide pour en faire une pâte qu'on façonnait en collyre et qu'on laissait sécher (on en a retrouvé à Reims) :
« *Haec omnia in pulverem tenuissimum redacta, aqua pluviali colliges, et collyria inde formabis, quae in umbra
siccentur* (1). — *Haec tunsa et cribrata cum vino optimo
teres, atque inde collyria formabis* (2). — *Cinerem quoque
earumdem* (scilicet ungulae asinorum) *cum muliebri lacte
probe tritum, et in collyria redactum, oculorum cicatrices
detergere* (3). » Nous avons cité un texte où Marcellus
recommande de faire sécher le collyre à l'ombre ; c'était
une règle générale ; tous les collyres devaient ainsi sécher : « *Teruntur haec omnia diligenter ex vino Chio, non
falso, austero, vel ex vino Falerno, deinde confestim collyria finguntur et in umbra siccantur, quod et de omnibus
aliis collyriis observari oportet* (4). » Nous sommes con-
vaincus que les cendres d'éponges, soit seules, soit
mélangées à d'autres substances, étaient ainsi traitées
et formées en collyres, qu'on estampillait en y impri-
mant le mot *penicillum*. L'empreinte, dans le cas contraire, aurait été placée, non sur l'éponge elle-même,
mais sur la boîte où on la renfermait. Ce ne serait certainement pas impossible ; les médecins anciens font
mention de faits analogues. Mais pourquoi supposer
que la tranche portant le mot *penicillum*, exactement
semblable aux autres, avait cependant un usage diffé-

---

(1) Marcellus, *De medicamentis*, c. VIII, col. 279 G.
(2) Id. *ibid.* col. 280 C.
(3) Aetius, *Tetrabiblos* I, sermo II, c. CLVII, col. 91 C.
(4) Marcellus, *loc. cit.*, col. 267 A.

rent? Pourquoi chercher une exception là où la règle générale suffit et peut parfaitement être appliquée?

Sur les cachets et dans les textes d'auteurs, le mot *lene* signifie *adoucissant*. Cette épithète est attribuée au mot *penicillum* sur treize cachets au moins. On traduit généralement *penicillum lene* par *éponge douce, éponge fine;* là encore, il faut recourir à une exception et détourner le mot *lene* de son sens habituel; dans notre interprétation nous conservons à l'épithète *lene* sa signification générale.

Nous interpréterons donc une des tranches du cachet de Lydney autrement que ne l'ont fait MM. Huebner (1) et Klein (2), qui transcrivent :

IVLIVCVNDI
COLLYR PENC

Jul(ii) Jucundi collyr(ium) pen[i]c(illo), c'est-à-dire collyre à appliquer avec une éponge.

De notre côté nous transcrivons : *Jul(ii) Jucundi collyr(ium) pen[i]c(illum)*, et traduisons tout simplement : collyre penicillum (à l'éponge) de Julius Jucundus. La lecture contraire ne nous semble justifiée par aucun exemple analogue; sur tous les cachets connus, c'est le nom du collyre qui figure. En outre, si la transcription de MM. Huebner et Klein était admise, il faudrait lire et interpréter de la même manière le mot *penicillum* sur tous les cachets; or c'est impossible, car toutes les fois que le mot n'est pas abrégé, il y a *penicillum*, et non *penicillo*. Nous interpréterons de la même manière, sur le cachet de C. Cintusminius Blandus (3), les mots SPONG LENI, collyre spongia (à l'éponge), adoucissant.

(1) C. I. L., t. VII, nº 1309.
(2) Nº 118.
(3) Boissieu, *Inscriptions antiques de Lyon*, p. 453, Grotefend, nº 15.

III. — M(ARCI) TARQ(VINII) .FLOREN(TINI) DIASMYRNES.

DIASMYRNES. — Cf. notre n° IX, tranche I (p. 91), et notre n° XIV, tranche II, § 1.

IV. — M(ARCI) TAR(QVINII) FLOR(ENTINI) DIACISIAS.

DIACISIAS. — Ce collyre ne s'était, jusqu'à ce jour, rencontré sur aucun cachet. M. Ernest Desjardins y voit une transcription fautive du mot grec διάχυσις, et, par contre, un collyre résolutif, dénommé d'après ses propriétés médicales (1). Quant à nous, il nous a semblé que la terminaison *as* indiquait un nom au génitif, gouverné par la préposition διά, comme dans les noms de collyres *dialepidos* (διὰ λεπίδος), *diagessamias* (διὰ γῆς Σαμίας). Reste donc à chercher quelle est la substance désignée par le mot *cisias*. C'est le mot lierre (κισσός) qui nous a paru présenter l'interprétation la plus satisfaisante.

Les médecins anciens faisaient du lierre un usage

(1) *Loc. cit.* : « C'est *diachysias* qu'il faudrait lire et nous
« savons que le sens de *diachysis*, dans la langue médicale,
« est la résolution d'une tumeur. M. Tarquinius Florentinus
« vendait donc un collyre résolutif (voy. Dioscoride, I, 78 ;
« III, 59 ; — cf. Anthol. V, 37; — Theophr. C. PL. 4, 4, 7 ; —
« *Thesaur.* d'Etienne au mot διάχυσις). Il résulte de l'en-
« semble de ces textes que le terme nouveau *diacisias*, qui
« figure sur le dernier cachet de Bavai, est pour *diachysias*,
« et M. le Dr Bréau m'écrit à ce sujet que ce devait être
« un médicament fondant, bien approprié à la cataracte et
« aux tumeurs. « Je crois, ajoute le savant bibliothécaire
« de l'Académie de médecine, que ce remède est un collyre
« fondant, *ad suffusiones*, en grec ὑπόχυσις, cataracte. »

fréquent. Dans de nombreux passages, Celse (1), Pline (2), Dioscorides (3), Galien (4), Oribase (5), Aetius (6), le prescrivent ou énumèrent ses propriétés. Nicolaus Myrepsus fait mention d'un collyre dans lequel entrait une substance distillée par le lierre et appelée « lacryma hederae » : « *Visum acuens bonum et mirabile : hederae lacrymam cum melle Attico mixtam illine* (7). » Ce texte, il est vrai, est, à notre connaissance, le seul où le lierre soit employé pour les yeux; mais, parmi les propriétés de cette plante, beaucoup lui sont communes avec les substances qui entrent le plus souvent dans la composition des collyres : Celse la cite avec *vinum, acetum, rosa, olea, melinum*, si fréquemment employés par les fabricants de collyres, dans une liste de substances *quae simul reprimunt et refrigerant* (8). C'est, suivant Pline, un topique contre les ulcères de toute nature : « *Illinitur decocta quaecumque* (hedera) *in vino omnium hulcerum generi, etiamsi cacohete sint* (9). » On sait que le vinaigre était employé dans les collyres; nous avons relevé sur les pierres plusieurs collyres *dioxus;* or Pline attribue au lierre les propriétés du vinaigre : « *Eadem natura, quae aceto, ei est* (10). » M. le Dr Moquin-Tandon

(1) *Medicina*, II, xxxiii.

(2) H. N., XXIV, xlvii, xlix.

(3) Περὶ ὕλης ἰατρικῆς, l. II, c. ccx, p. 328 du t. I.

(4) Περὶ τῆς τῶν ἁπλῶν φαρμάκων κράσεως καὶ δυνάμεως, l. VII, 29, p. 29 du t. XII.

(5) *Medicin. collect.*, l. XV, c. i, lettre C. col. 500 A.

(6) *Tetrabiblos* I, sermo I, *a littera K incipientia*, col. 34 A.

(7) *De oxymelitis*, sect. XXXVII, c. lxxxiv, col. 730 E.

(8) *De medicina*, II, xxxiii.

(9) H. N., XXIV, xlvii, 4.

(10) *Ibid.*, 1.

résume ainsi les vertus que les anciens prêtaient aux feuilles de lierre : « *On les croyait vulnéraires et détersives;* « *on les recommandait aussi dans le traitement de la teigne* « *et de la gale. — Administrées en décoction, en bains* « *locaux. On employait aussi les fruits mûrs et pulvérisés* « *dans du vinaigre ou du vin blanc* (1). — *Résine de lierre...* « *on s'en servait aussi en fumigations* (2) ». Dioscorides (3), Galien (4) et d'autres (5) nous apprennent que les résines, et particulièrement l'encens, étaient employées en *fuligo* et en fumigation pour combattre certaines affections soit des yeux, soit d'autres parties du corps. Aujourd'hui le lierre a perdu sa vogue (6), mais des traces nombreuses des anciens usages sont restées dans la médecine populaire et dans ce qu'on est convenu d'appeler des « remèdes de bonnes femmes ». On l'utilise encore dans nos campagnes (7).

Il n'est pas surprenant que le lierre, aussi souvent employé, ait donné son nom à des collyres. Paulus Aegineta fait mention d'un emplastrum κίσσινον (8). Marcellus fait entrer le lierre dans la composition d'un *acopum*, nommé, pour cette raison, διὰ κισσοῦ, et d'une efficacité

---

(1) A. Moquin-Tandon, *Éléments de botanique médicale*, IIe partie, l. I, ch. XI, § 15, n° 19, p. 196.

(2) Id., *ibid.*, l. II, c. vii, § 7. n° 6, p. 352.

(3) *Loc. cit.*, l. I, c. lxxxiv-lxxxv, p. 88-89 du t. I.

(4) *Loc. cit.*, l. VII, c. xi, 15, p. 61 du t. XII.

(5) Cf. Aetius, *Tetrabiblos* I, sermo III, c. cxliv, col. 145 B-D ; Paulus Aegineta, *De re medica*, l. VII, c. xxii, col. 693 B-G.

(6) H. Bossu, *Traité des plantes médicinales*, t. II, p. 285.

(7) *Folia hederae ad ambusta et ulcera quaevis conducere creditur et hodie in Suecia. Linnaei Iter per Gothiam occid. Suec.* p. 201 , apud Curtium Sprengel, *Commentarius in Dioscoridem*, II, c. ccx, p. 487, note 60.

(8) *De re medica*, l. VII, c. xvii, col. 676 A.

rare : « *Si quae doluerint corporis partes, perunctae et confricatae sanitati cito restituentur* (1). » Theodorus Priscianus donne, de son côté, la formule d'un *acopum* nommé *diacissum*, où l'on employait des bourgeons de lierre : « *germinis hederae uncias IV* (2) ».

Un collyre qui emprunterait son nom au lierre devrait, nous ne l'ignorons pas, se nommer régulièrement, en grec, διὰ κισσοῦ, et, en latin, *diacissus* ou *diacissi*, et non diacisias. Mais on sait combien les noms de collyres, en passant du grec dans un latin plus ou moins barbare, étaient défigurés souvent, soit par l'ignorance de l'oculiste, soit par celle du graveur de la pierre. C'est ainsi qu'ont été formés les noms de collyres : *diatesserium* pour *diatessaron*, *diallepidos* et *dialepinus* pour *dialepidos*, *diamisum*, *diamesus*, *diamysum*, etc.

L'auteur du traité attribué à Apulée mentionne un nom du lierre qui se rapproche davantage du nôtre : *cission* (3). Restent les deux S du mot grec, dont un seul subsiste dans le nom de notre collyre; mais, n'avons-nous pas, sur la pierre de Bouguenais, le collyre *diagesamias* pour *diagessamias* (4)? Les simplifications de ce genre ne sont pas rares sur les inscriptions. Nous pouvons, d'ailleurs, nous dispenser d'y recourir : Étienne, d'après Hésychius (5), indique le mot κεισὸς

(1) *De medicamentis*, c. XXXVI, col. 444 G-H.

(2) *Ad Eusebium de physica scientia*, p. 311b, édit. Aldus, Veneliis, 1547.

(3) *Parabilium medicamentorum scriptores antiqui.* — L. Apuleii *De medicaminibus herbarum*, c. xcviii, p. 273, Norimbergae et Altorfii, 1788.

(4) Klein, n° 121.

(5) *Thesaurus linguae graecae*, édit. Didot, au mot

comme synonyme de κισσός; or, κεισός se transcrit en latin *cisus,* de telle sorte que la transcription régulière du nom de collyre διὰ κεισοῦ serait *diacisi.*

XIII

CACHET DE Q. MAETIUS THREPTUS.

Bavai (Nord).

Cé cachet n'est pas inédit. Il a été signalé pour la première fois, en 1844, par Isidore Lebeau dans son mémoire sur Bavai (1). On le citait alors comme faisant partie de la collection de feu M. de Préscau, à Hujemont; il était en stéatite: Lebeau qui en avait pris la copie et l'empreinte y lisait le nom de *Q(uintus) Maetius Threpius.* Dans la seconde édition du mémoire de Lebeau qui parut en 1859 (2), la mauvaise copie publiée en 1844 est donnée de nouveau, et on y a joint les renseignements suivants :

« Chaque feuille, longue de 34 millimètres, épaisse « de 6, est chargée sur trois des quatre tranches d'ins- « criptions de deux lignes chacune. Les caractères qui

κεισός : Κεισός, *idem quam* κισσός, *Hezychio teste species herbae.*

(1) Ce mémoire a paru en 1844 dans les *Archives historiques et littéraires du Nord de la France,* nouvelle série, t. V, p. 113 à 160 et 249 à 285. Le cachet est publié à la p. 261. On le retrouve dans le tirage à part intitulé *Bavai,* 1845, à la p. 61, mais la copie est détestable.

(2) Isidore Lebeau, *Bavai,* nouvelle édition par Michaux aîné, 1859, p. 69.

« sont nettement gravés en creux paraissent d'un style
« fort ancien. »

Si ces renseignements, présentés d'une façon peu
claire, s'appliquent bien à notre petit monument, il est
singulier que l'auteur ou l'éditeur n'ait pas songé à
faire connaître les inscriptions d'une manière complète.
Lebeau n'a donné l'inscription que d'une seule tranche. Fevret de Saint-Mémin, qui l'a également publiée
en 1846, est dans le même cas (1).

Depuis, il est passé complétement inaperçu, du moins
nous le croyons. Il paraît n'avoir été connu ni de
Duchalais, ni de Sichel, ni de Grotefend, ni de
M. Klein, ni de M. Ern. Desjardins, qui s'est plus
spécialement occupé des cachets de Bavai. Nous ne
pouvons en donner le dessin, ne sachant pas où il est
conservé. Fevret de Saint-Mémin lui-même en a eu
seulement une copie, et, en ce qui concerne la découverte de la pierre, nous devons nous borner à enregis-
trer les renseignements fournis par cet auteur (2) :

« Un autre cachet antique, que je crois inédit, a été
« trouvé à Bavay, en 1842, par M. Vireley, ingénieur.
« C'est la deuxième pierre sigillaire découverte dans
« cette localité; la première est rapportée au n° 30 du
« catalogue Tòchon mentionné plus haut.

« M. Rossignol, notre collègue, conservateur des
« archives du département de la Côte-d'Or et de l'an-
« cienne Bourgogne, m'a communiqué, depuis environ

(1) *Note additionnelle au rapport sur les cachets des médecins oculistes romains,* dans les *Mémoires de la Commission
des antiquités du département de la Côte-d'Or*, t. II (1842-46),
in-4°, Dijon et Paris, 1847, p. 190.
(2) *Loc. cit.*

« un an, une simple copie de l'empreinte de cette pierre,
« en me témoignant ses regrets de ne pouvoir me donner
« aucune explication relative aux dimensions précises
« ni à la nature de la substance du cachet. »

Il est probable que c'est dans la collection de M. de
Préseau que M. Vireley avait fait la découverte de ce
cachet. En tout cas comme la copie publiée par Saint-
Mémin est moins mauvaise que celle de Lebeau, nous la
reproduisons ici :

TRANSCRIPTION.

Q · MAEI| THREPI|
CROCODES · DIOPOBLSAMV   (*sic*)

Q(uinti) Maeti(i) Threpti crocodes diopob(a)lsamu(m).

TRADUCTION.

Collyre crocodes diopobalsamum (au safran et au
baume de Judée) de Q. Maetius Threptus.

Fevret de Saint-Mémin lit *Q. Maeius Threpius.* Cette
lecture n'est pas acceptable au moins quant au cognomen Threpius, car Threptus est trop connu pour qu'il soit
nécessaire d'insister. Le gentilicum *Maeius* existe ; nous
avons préféré lire *Maetius* parce que l'avant-dernière
lettre du mot **MAEI|** est exactement semblable dans la
copie donnée par Saint-Mémin au second T de *Threptus*
qui est d'une lecture certaine, et parce que, sur les cachets comme sur les autres monuments épigraphiques, à
l'époque romaine, on ne gravait généralement qu'un
seul des deux I des génitifs en *ii*. Au reste, Lebeau
avait lu sur l'original même : *Q. Maeti Threpii*. Il avait

reconnu le T dans *Maeti(i)* et, chose singulière, ne l'avait pas soupçonné dans *Threpti*.

N'ayant aucun moyen de contrôler la lecture de Saint-Mémin, nous avons écrit, d'après lui, *diopoblsamu* (*sic*); peut-être un A lié avec le B ou le L aura-t-il échappé à l'auteur du mémoire.

Q(VINTI) MAETI(I) THREPTI CROCODES DIOPOB[A]LSAMV(M)

1° Q. MAETIVS THREPTVS. — Le gentilicium *Maetius* est rare. Il existe sur une inscription de Naples (1). Le cognomen *Threptus* était très-répandu; on le trouve écrit tantôt Threptus, tantôt Treptus.

2° CROCODES. — Cf. notre n° V, tranche II, § 2 (p. 63-65).

3° DIOPOBALSAMVM (2). — Le baumier (*balsamodendrum*) n'était cultivé qu'en Judée « *uni terrarum Judaeae concessum* », dans deux jardins, tous deux royaux, comprenant, l'un cinq hectares, l'autre un peu moins (3). Ces jardins étaient, ainsi que le palais du roi, situés dans la plaine de Jéricho : « *Hiericus est planities montano tractu circumdata, qui fere in theatri speciem ad ipsam declinat. Ibi est palmetum..... ibi et regia est, et* BALSAMI HORTUS (4). » Si l'on en croit Dioscorides, le

(1) I. R. N., n° 2895.

(2) Voyez notre planche II, représentant une branche du baumier de Judée (*balsamum Judaïcum*), d'après l'herbier de M. J. de Jussieu, ainsi que le dessin de l'arbre entier donné par Prosperus Alpinus, *De balsamo dialogus* (en regard de la p. 120), publié à la suite de l'ouvrage du même auteur intitulé *Medicina Aegyptiorum*, Lugduni Batavorum, 1745, in-4°.

(3) Pline, H. N., XII, LIV, 1.

(4) Strabon, l. XVI, c. II, 41, p. 649, 37, (édition Didot).

baumier poussait également en Égypte (1). Suivant Strabon, on le cultivait en Judée (2), en Coelé-Syrie (3), et en Arabie, dans le pays des Sabéens, « *in felicissima Sabaeorum terra.... nascitur in ora balsamum* (4) ». En tout cas, les Juifs cherchaient à en restreindre la culture afin de le vendre à un prix plus élevé : « *Non enim permittunt* (Judaei) *multis in locis nasci; quo fit ut raritati pretium imponentes, redditum quidem augeant, communi vero usui damnum afferant* (5)».

Alexandre le Grand (pour ne pas remonter plus haut que les antiquités classiques), faisant la guerre en Judée, récoltait l'*opobalsamum* ou suc des baumiers. On en recueillait alors une coquille à peine en un jour d'été; les deux jardins ne rapportaient en tout que sept conges (22 litres 68) de la précieuse substance. A cette époque le baume se payait le double de son poids en ar-

(1) Περὶ ὕλης ἰατρικῆς, l. I., c. xviii, p. 32 du t. I. : « *Nascitur in sola Judaea, in convalle quadam et in Aegypto.* »— Celse (l. V, c. IV, XII, XV), fait mention d'une substance nommée *bdellium*, qui est le suc du *balsamodendron Africanum*; cf. le docteur Védrènes, *Traduction de Celse*, table alphabétique des noms d'animaux, des plantes et des produits des trois règnes dont il est question dans Celse, p. 736. Selon Dioscorides, *bdellium lacryma est arboris Arabicae* (Περὶ ὕλης ἰατρικῆς, l. I, c. lxxx, p. 83 du t. I). — Galien (Θεραπευθικῆς μεθόδου, l. vii, c. IV, p. 466 du t. X) : « ... *Est aromatum quoque multitudo non parva ; spica nardi, et amomum...... et bdellium, et opobalsamum, et balsamum et xylobalsamum reliquusque aromatum catalogus.* »

(2) *Loc. cit.*

(3) *Ibid.*, 16, p. 642, 52.

(4) *Ibid.*, c. iv, 19, p. 662, 10.

(5) *Ibid.*, c. 1, 15, p. 680.

gent (1); c'est aussi le prix indiqué par Dioscorides (2).
Au temps de Pline, la récolte était beaucoup plus
abondante. Pendant la guerre opiniâtre qu'ils soutin-
rent contre les Romains, les Juifs cherchèrent à détruire
leurs baumiers et les Romains combattirent pour les en
empêcher : « *Saeviere in eam* (arborem balsamum) *Judaei
sicut in vitam quoque suam; contra defendere Romani,
et dimicatum pro frutice est* » (3). Les empereurs Ves-
pasien et Titus, triomphant de la Judée, firent porter
des baumiers parmi les dépouilles du pays vaincu (4),
à l'exemple de Pompée qui, dans son triomphe sur
Mithridate, avait montré des ébéniers aux Romains (5).
La Judée conquise, le baumier eut un sort analogue à
celui du tabac dans notre pays, il devint plante officielle; le fisc s'en empara et le cultiva pour son propre
compte (6). Plus tard Galien, avec cette bonhomie qui
donne souvent tant de charme à ses récits, malgré
l'aridité des sujets, raconte qu'il profita du séjour
en Cypre d'un de ses amis, fort lié avec le *procurator
metallorum* (7) et très-puissant dans ce pays, pour y

(1) Pline, *loc. cit.*, 4.

(2) *Loc. cit.*, p. 33 : « *Venditur autem in loco natali duplo
argento.* »

(3) Pline, *ibid.*, 2.

(4) Id., *ibid,* 4.

(5) Id. XII, ix, 1.

(6) Id. XII, liv, 1 et 2.

(7) Dans Galien, édition Kühn, l'expression grecque
Ἐπίτροπος τῶν μετάλλων est traduite par *praefectus metallorum*;
ce n'est pas exact : la dénomination officielle de ces employés du fisc était *procurator metallorum*. L'inscription
grecque suivante, mentionnant un ἐπίτροπος τῶν μετάλλων
en Egypte : ΜΑΡΚΟΥ ΟΥΛΠΙΟΥ ΧΡΗΣΙΜΟΥ ΕΠΙΤΡΟΠΕΥΟΝ-

faire un voyage et en rapporter beaucoup de substances minérales : *cadmia*, en grande quantité, *diphryges*, *spodium*, *pompholyx*, *chalcitis*, *misy*, *sory*, *chalcantum* , « c'est ainsi, ajoute-t-il, que j'avais autrefois rapporté « de Syrie de l'*opobalsamum* » (1).

Le baumier, dit Pline, se plante comme la vigne et couvre des coteaux à la façon de vignobles cultivés sans tuteurs (2).

On en tirait quatre produits, tous les quatre employés en médecine.

1° Le *xylobalsamum;* c'est le nom qu'on donnait aux sarments du baumier et aux rejetons fournis par l'émondage ; on l'employait dans la composition des parfums. Cinq ans après la conquête de la Judée, la vente du *xylobalsamum* rapporta au fisc une somme de 700,000 sesterces (147,000 fr. de notre monnaie). Au temps de Pline, le *xylobalsamum* se vendait 5 deniers (4 fr. 10) la livre. L'écorce même était estimée, « *corticis etiam ad medicamenta pretium est* (3). Dioscorides (4) expose en ces termes les caractères du bon *xylobalsamum : « Lignum quod xylobalsamum appellatur*

ΤΟΣ ΤΩΝ ΜΕΤΑΛΛΩΝ (C. I. G. n° 4713) doit être traduite : M. VLPIO CHRESIMO PROCVRANTE METALLA, et l'inscription du même recueil (n° 4713 *f*) ΕΠΙΤΡΟΠΟΥ ΤΩΝ ΜΕΤΑΛΛΩΝ ΧΡΗΣΙΜΟΥ doit être traduite : CHRESIMO PROCVRATORE METALLORVM.

(1) Περὶ ἀντιδότων, l. I, c. ιι, p. 7 du t. XIV; cf. Id., Περὶ τῆς τῶν ἁπλῶν φαρμάκων κράσεως καὶ δυνάμεως, l. IX, c. ιιι, 34, p. 239 du t. XII.

(2) XII, ιιv, 2.

(3) Pline, *loc. cit.*, 5.

(4) *Loc. cit.*, p. 34.

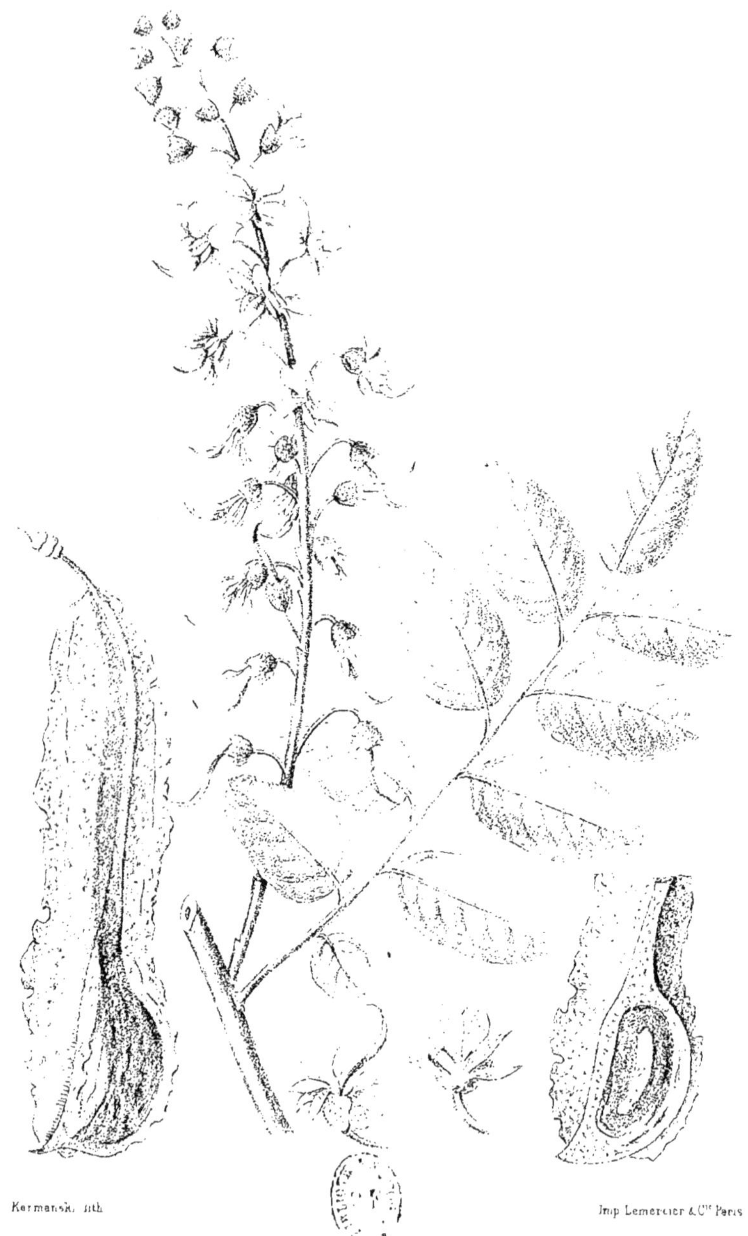

BALSAMVM IVDAÏCVM
(Baumier de Judée)

D'après l'herbier de M. J de Jussieu _ (planche extraite des
Etudes sur Tacite, par Panckoucke, 1842)

*probatur recens, sarmentis tenuibus, rufum, odoratum,
per breve tempus opobalsami odore.* » Voici quelles sont,
d'après Paulus Aegineta (1), ses propriétés médicales :
« *Balsamum id quod velut lignum est, siccat et calefacit
secundo abscessu ; est et tenuium partium.* »

2° La graine du baumier (voir notre planche) était
aussi employée : « καὶ γὰρ τούτου ἡ χρῆσις ἀναγκαία (2) ; »
la meilleure devait être grosse, pesante, d'une saveur
mordante et brûlante. On la falsifiait avec l'*hypericum*
de Petra (3), fraude reconnaissable parce que la graine
d'hypericum est grosse, vide, longue, sans odeur et
d'un goût de poivre (4).

3° Le baumier produisait une huile appelée *balsaminum* (5), dont les propriétés médicinales étaient nombreuses. Nous mentionnerons seulement celles qui
concernent les yeux : cette huile était très-bonne pour
la vue et dissipait les nuages des yeux, « *oculorum cla-
ritati plurimum confert, caliginem discutit* (6). » Comme
nous le verrons plus loin, d'après les cachets, le collyre
opobalsamum était employé *ad claritatem* et *ad caliginem*.

4° Enfin, l'écorce du baumier, incisée, laissait échap-
per un suc nommé *opobalsamum* (7). L'incision devait

(1) *De re medica*, l. VII, c. III, *incipientia a littera* B, col.
616 B.

(2) Dioscorides, Περὶ ὕλης ἰατρικῆς, *loc. cit.*, p. 34.

(3) Sur l'*hypericum* cf. Pline. H. N., XXVI, LIV.

(4) Pline, H. N., XII, LIV, 5 ; cf. Dioscorides, *loc. cit.*

(5) Id., *ibid.*, XXIII, XLVII, 1. Il est possible que le mot
balsaminum soit synonyme de *opobalsamum* ; cependant, ni
dans le chapitre où il traite de l'*opobalsamum*, ni ailleurs,
Pline ne dit rien qui permette de le supposer.

(6) Id., *ibid.*

(7) Id., *ibid.*, XII, LIV, 4.

être pratiquée avec les plus grandes précautions, car une blessure plus profonde que l'épaisseur de l'écorce entraînait la mort de l'arbuste. On employait, pour cette opération, un morceau de verre, une pierre ou des couteaux d'os, si l'on en croit Pline (1). Au témoignage de Dioscorides, on se servait d'ongles de fer (2). Quand les veines de l'arbre sont gonflées par le suc, nous dit Tacite, elles redoutent le fer, c'est pourquoi on les incise avec un éclat de pierre ou avec un tesson « *Fruges* (in Judaea) *nostrum ad morem, præterque eas balsamum et palmae..... Balsamum modica arbor; ut quisque ramus intumuit, si vim ferri adhibeas, pavent venae; fragmine lapidis aut testa aperiuntur, humor in usu medentium est* (3). »

Au temps d'Alexandre, les deux jardins ne rapportaient pas plus de sept conges (22,68 litres), mais aujourd'hui, ajoute Pline, un seul arbre produit davantage (4). Dioscorides n'était pas de cet avis : *Sed tam paucum extillat, ut eodem tempore* (aestivo scilicet tempore), *vix plures quam sex aut septem congii colligantur* (5).

Nous avons eu déjà l'occasion d'observer que les renseignements donnés par Dioscorides et par Pline sur le *balsamum* ne concordent pas toujours; Pline, il est vrai, fait observer que les auteurs romains et étrangers ne se sont pas exprimés au sujet de cette plante avec exactitude (6). On recueillait ce suc « *eximiae*

____

(1) *Ibid.*
(2) *Loc. cit.*, p. 32-33.
(3) H., V, 6.
(4) *Loc. cit.*
(5) *Loc. cit.*, p. 33.
(6) *Loc. cit.*, 1.

suavitatis » sur de la laine, et on l'exprimait dans de petites cornes ; de là on le versait dans un vase de terre neuf (1). La récolte avait lieu pendant les fortes chaleurs de la canicule, « *aestivo sub ortu canis ardore* (2) ; » on incisait le baumier trois fois pendant la saison d'été (3). Le meilleur *opobalsamum* était celui qui avait coulé avant la formation de la graine (4). Après la troisième incision on procédait à la taille, c'est-à-dire à la récolte du *xylobalsamum*. De tous ces produits, le plus estimé était l'*opobalsamum*, puis la graine (5), puis l'écorce, puis le bois (6).

Un setier de baume (litre 0,54) était vendu par le fisc 300 deniers (246 fr.); mais alors l'industrie s'en emparait, le falsifiait de mille manières (7), et revendait 1,000 deniers (820 fr.) ce qu'elle avait payé au fisc 300 deniers, « tant, ajoute Pline, il y avait de profit à augmenter la quantité (8) ! » Les Romains, comme on

(1) Pline, *loc. cit.*, 4; cf. Strabon, l. XVI, c. II, p. 649, 44:
« [*balsami*] *corticem scindentes, succum in vasis suscipiunt,*
« *tenaci lacti persimilem; susceptus autem in conchis coagu-*
« *latur.* »

(2) Dioscorides, *loc. cit.*, p. 32.

(3) Pline, *loc. cit.*

(4) Id., *ibid.*, 6.

(5) Si l'huile de baume, ou *balsaminum*, était un produit différent de l'*opobalsamum*, il est probable qu'on l'extrayait de la graine.

(6) Pline, *loc. cit.*, 5.

(7) Sur les falsifications de l'*opobalsamum*, cf. Pline, *loc. cit.*, 6-8; Dioscorides, *loc. cit.*, p. 33 ; Galien, Περὶ ἀντιδότων, l. I, c. XIII, p. 62-63 du t. XIV.

(8) *Loc. cit.*, 8. Cf. Théophraste (*Hist. plant.* l. IX, c. VI, p. 147 et suiv., édit. Didot), auquel Pline a emprunté la plupart des renseignements qu'il donne.

le voit, avaient du véritable *opobalsamum*, à peu près comme nous avons du vrai moka.

Pline indique plusieurs moyens, dont aucun n'était bien sûr, de reconnaître les falsifications : le véritable *opobalsamum* coagule le lait et ne laisse pas de tache sur les étoffes ; ce sont, d'après cet auteur, les indices les moins incertains de sa pureté (1).

Dioscorides attribue à l'*opobalsamum* des vertus conformes aux indications des cachets d'oculistes : « *Vim habet succus efficacissimam, ut qui maxime calefaciat, extergat quae pupillis caliginem offundunt* (2). »

Strabon s'exprime à peu près de la même manière : « *Capitis dolores, et suffusiones oculorum, et hebetudinem visus mirifice sanat* (3). »

Le collyre *opobalsamum* des oculistes romains était-il vraiment fabriqué avec le baume de Judée ? Nous n'avons pas cette illusion ; il nous paraît même probable que souvent une substance si rare et si chère manquait dans le collyre en question. Dès le temps de Pline, dans les laboratoires, on remplaçait l'*opobalsamum* par le *xylobalsamum* : « *Pro succo ipsum* (xylobalsamum) *substituere officinae* (4). » — La formule d'un *opobalsamum*, qui confirme pleinement l'assertion de Pline et notre supposition, a été laissée par Nicolaus Myrepsus : c'était un médicament qu'on ne pouvait guère fabriquer sans être doué d'aptitudes physiques toutes spéciales ; il fallait, à trois reprises, agiter la

(1) Pline, *loc. cit.*; Dioscorides, *loc. cit.*, p. 33 ; Nicolaus Myrepsus, *De oxymelitis*, sectio XXXVII, c. xliv, col. 747 B.
(2) *Loc. cit.*, p. 34.
(3) L. XVI, c. ii, 41, p. 649.
(4) *Loc. cit.*, 5.

composition, pendant cinq jours chaque fois, et cela sans désemparer, *sine intervallo*. On verra, en lisant la formule, que le *xylobalsamum* y tenait la place de l'opobalsamum :

« OPOBALSAMI CONFECTIO. — *Favum opportune collectum calamo sectum, in vasculum conjicito pondere librae unius ; deinde adjice illi olei mastichini libras tres, et vas valide obturato, ac moveto diebus quinque sine intervallo. Postea inspecto apertove vasculo, in id conjice xylobalsami triti unciam unam, et rursum diebus quinque moveto. Dein iterum conjice in illud cardamonii unciam unam, ac rursus quinque diebus moveto. Tandem conjice in illud seminis coriandri triti uncias tres, et commovens valide, diebus viginti soli exponito, et utere (1).* »

Aetius (2) cite un « *collyrium aridum quod ego composui, inquit Galenus* (3), *et ob id apud multos in usu est, ac fere per omnes gentes quibus Romani imperant* ». Ce collyre, d'une composition très-compliquée, renferme, entre autres ingrédients, « *opobalsami primarii drach. XII* (4),

(1) *De oxymelitis*, sect. XXXVII, c. XLIII, col. 747 A-B.

(2) *Tetrabiblos* II, sermo III, c. XCVIII, col. 340 A-E.

(3) Cf. Galien, Περὶ συνθέσεως φαρμάκων τῶν κατὰ τόπους, l. IV, c. VI, p. 727 du t. XII.

(4) Apud Galenum, p. 729 : *Opobalsami Syriaci* (τοῦ Συριακοῦ ὁποβαλσάμου). Le qualificatif *primarium* signifie peut-être, dans le texte d'Aetius, le premier opobalsamum sorti de l'arbre, celui qui s'écoulait de l'incision faite avant la formation de la graine, et que Pline disait être le meilleur. Une autre interprétation serait peut-être préférable : nous avons vu que le baume de Syrie était de beaucoup le plus estimé ; l'expression « *balsamum primarium* » signifiant chez Aetius le baume le meilleur, pourrait alors être synonyme des mots « baume de Syrie » employés par Galien.

sit autem opobalsamum tenue, et pellucenti compage, non crassum, impedit enim crassitudo ne siccum pharmacum evadat. »

L'*opobalsamum* était aussi employé dans des compositions médicales autres que les collyres pour les yeux. Si l'on en croit Celse, il entrait dans cet antidote avec lequel le roi Mithridate s'était rendu invulnérable aux poisons ; la formule donnée par le médecin latin est précédée des lignes suivantes : « *Nobilissimum est autem Mithridatis, quod quotidie sumendo rex ille dicitur adversus venenorum pericula tutum corpus suum reddidisse ;* » suit la formule (1).

Suivant le pseudo-Pline, Pompée, après avoir vaincu Mithridate, aurait trouvé dans un écrin la recette écrite de la main même du roi (2). — Juvénal, voulant donner un bon conseil à un vieillard qui vivait trop longtemps au gré de ses héritiers, lui dit :

« Ocius Archigenem quaere, atque quod Mithridates
« Composuit, si vis aliam decerpere ficum
« Atque alias tractare rosas. Medicamen habendum est,
« Sorbere ante cibum quod debeat et pater et rex (3). »

(1) Celse, *De medicina*, l. V, c. xxiii, 3 ; cf. dans Galien, Περὶ ἀντιδότων, l. II, c. ii, p. 115 du t. XIV, la formule, écrite en vers par Damocrate, d'un antidote analogue : Περὶ τῆς Μιθριδατείου ἀντιδότου, dans lequel figure également l'*opobalsamum*.

(2) « *Pompeius autem Magnus, Mithridate devicto, invenit in scrinio ejus ipsius manu scriptam compositionem, qua ille praesumpta adversus omnia veneficia in totum diem tutum se incolumemque praestabat.* » Suit la formule, mais il n'y a pas d'*opobalsamum* dans cet antidote (*Plinii Secundi quae fertur medicina*, édit. Teubner, l. III, c. xxxiii, p. 107).

(3) **XIV**, 252.

Maintenant encore on fabrique, sous le nom de mithridate, un « électuaire composé de beaucoup de substances aromatiques, d'opium, etc..., que l'on dit être de l'invention de Mithridate et auquel on attribue des vertus de contre-poison (1). » Dans le langage usuel, les mots *vendeur de mithridate* sont synonymes de charlatan (2).

Le collyre *opobalsamatum*, *opobalsamum*, *diaopobalsamum*, *diopobalsamum*, est mentionné souvent sur les cachets : deux fois seul et sans indication de maladie (3); précédé des mots : *Aegyptiacum* (ad claritatem) (4), *ambrosium* (ad claritatem) (5), *authemerum stactum* (ad cicatrices) (6), *diapsoricum* (7), — (ad claritatem) sur sept cachets (8), *euodes* (ad aspritudi-

(1) Littré, *Dictionnaire de la langue française*, au mot Mithridate.

(2) Cf. *ibid.*, les textes de Scarron, de Boursault, de Marivaux, de Voltaire, où cette expression est employée.

(3) Duchalais, p. 102, Sichel, *Nouveau recueil*, p. 38, n° 55, Grotefend, n° 34 ; id., n° 111.

(4) Grotefend, n° 70.

(5) Sichel, *Nouveau recueil*, p. 105, n° 92, Grotefend, n° 44.

(6) Grivaud de la Vincelle, *Recueil de monuments antiques*, t. II, p. 287, Duchalais, p. 217, Grotefend, n° 79. Sur ce cachet, Grotefend transcrit les lettres AMIE par le mot *authemerum*; nous avons proposé, comme se rapprochant davantage du texte, la lecture *ami[m]e(tum)*; cf. notre n° III, tranche I, p. 27, note 2.

(7) Boissieu, *Inscriptions antiques de Lyon*, p. 453, Grotefend, n° 15, Wilmanns, *Exempla*, n° 2737.

(8) Sichel, *Nouveau recueil*, p. 86, n° 85, Grotefend, n° 20, Duvernoy, *Notice sur le pays de Montbéliard*, p. 74 et pl. XI; Grotefend, n° 29, Desjardins, *Monuments de Bavai*, p. 107; Brambach, *Corpus inscript. Rhen.*, n° 887, Grotefend, n° 32; Sichel, *Nouveau recueil*, p. 67, n° 23, Grote-

nes) (1) *ısochrysum* (ad scabrities et claritatem) (2),
stactum sur deux cachets (3), — (ad caliginem) sur
trois cachets (4), — (ad claritatem) sur trois cachets (5); on le rencontre seul (ad caliginem) (6), et

fend, n° 47 (nous devons toutefois faire observer que, sur ce
cachet, les restitutions *diapsoricum* et *ad claritatem* sont une
pure conjecture de Grotefend), C. I. L., t. VII, n° 1310; Brambach, *Corp. inscript. Rhen.*, n° 1652, Grotefend, n° 62;
Tôchon, n° 15, Grotefend, n° 78; Sichel, *Nouveau recueil*,
p. 74, n° 75, Loriquet, *Reims sous la domination romaine*,
p. 236, Grotefend, n° 87.

(1) Grotefend, n° 70.

(2) Tôchon, n° 23 et planche II, 2 (Tôchon a omis le mot
OP(*obalsamum*) qui est placé après l'indication de la maladie,
comme sur le n° 97 de Grotefend), Grotefend, n° 55.

(3) Sichel, *Nouveau recueil*, p. 22, n° 69, Grotefend, n° 5,
[(*stact*)VM, conjecture de Grotefend]; Duchalais, p. 217,
Brambach, *Corp. inscr. Rhen*, n° 1901, Grotefend, n° 10. La
tranche du cachet est inachevée : *stactum opob. ad*, à moins
qu'il ne faille lire : a(*d*) d(*iatheses*).

(4) Duchalais, p. 219, Sichel, *Nouveau recueil*, p. 23,
Ern. Desjardins, *Monuments de Barai*, p. 114, Grotefend,
n° 22 ; Caylus, t. I, p. 227, Tôchon, n° 4, Grotefend, n° 48,
C. I. L., t. VII, n° 1311 ; Saint-Mémin, *Note additionnelle
au rapport sur les cachets des médecins oculistes romains*,
dans les *Mémoires de la Commission des Antiquités du département de la Côte-d'Or*, t. II (1842-46). p. 192, Brambach,
Corp. inscrip. Rhen., n° 1875, Grotefend, n° 97.

(5) Brambach, *Corp. inscrip. Rhen.*, n° 887, Grotefend,
n° 32 ; Tôchon, n° 29, Grotefend, n° 54 ; Caylus, t. I, p. 230,
Sichel, *Nouveau recueil*, p. 85, n° 1, Grotefend, n° 91, Duvernoy, *Notice sur le pays de Montbéliard*, p. 74, pl. XIb.

(6) Ernest Desjardins, *Monuments de Bavai*, p. 98, pl. VII,
fig. 1, Klein, n° 147.

accompagné de l'épithète *delac(rimatorium)* (ad omnem caliginem) (1).

XIV.

CACHET DE L. JULIUS PROCULUS.

Néris (Allier).

Ce cachet a une histoire semblable à celle du précédent. Publié, dès 1861, par Edm. Tudot (2), il ne figure pas cependant dans les recueils de Sichel, de Grotefend ni de M. Klein.

Tudot le décrit ainsi : « [Il est] façonné dans une « petite pierre grise dont le grain est très-fin. La sur- « face, presque carrée, a, sur chaque côté, 0ᵐ052, et « 0ᵐ014 d'épaisseur. Les légendes, gravées en creux, « occupent deux tranches opposées. »

Malheureusement Tudot borne là ses indications; il ne donne pas la date de la découverte et n'ajoute aucun autre détail.

Grâce à l'obligeance de M. Bertrand, président de la Société d'émulation de l'Allier, nous avons appris que ce cachet est aujourd'hui conservé à Moulins, dans la collection de M. Esmonnot. Cet antiquaire l'a acheté, en 1866, à un terrassier qui disait l'avoir trouvé dans les fouilles d'une maison en construction. M. Bertrand a eu la bonté de nous en adresser un moulage, qui a servi à exécuter le dessin ci-joint.

(1) Castan, *Mémoires de la Société d'émulation du Doubs*, 4ᵉ série, t. III (1868), p. 33, Klein, nº 113.

(2) Edm. Tudot, *Étude sur Néris, la ville antique*, Moulins, 1861, p. 10 (extr. du *Bull. de la Soc. d'émulation de l'Allier*).

Nous pouvons, grâce à ce moulage, rectifier les
dimensions données par Tudot; le cachet est de forme
rectangulaire, large de 0^{m}053 sur 0^{m}047; l'épaisseur
moyenne est d'environ 0^{m}015. Les arêtes des plats sont
rabattues en biseau, seulement au-dessus et au-dessous
des deux tranches gravées; les deux tranches anépigraphes ont conservé toute leur épaisseur. Ce détail nous
fait comprendre qu'on diminuait la largeur des tranches

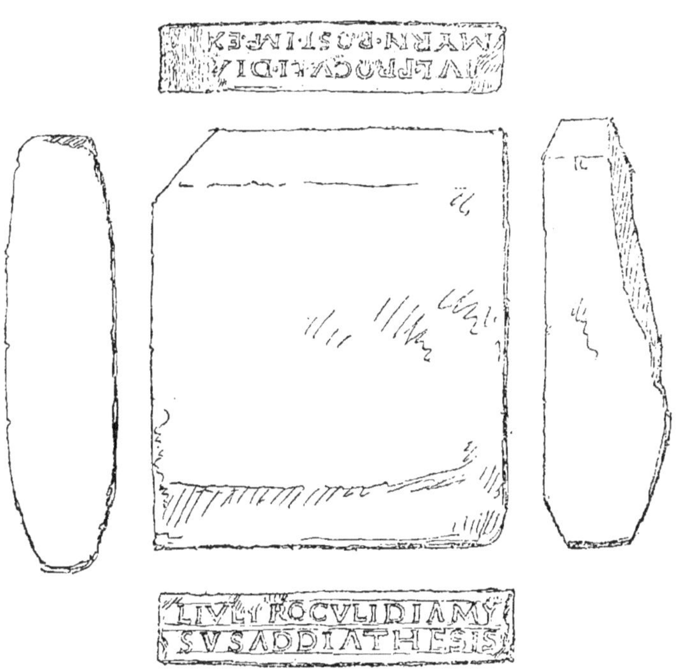

avant de les graver, sans doute afin de les mettre en
rapport avec la largeur du collyre en forme de bâton-
net qui devait recevoir l'empreinte. Des biseaux sem-

blables ont d'ailleurs été observés sur d'autres cachets (voir, par exemple, nos n^{os} I, II, VIII, XI). Le plat supérieur est légèrement bombé.

Sur la tranche 1, les deux lignes sont réglées. Le coin supérieur et l'extrémité de la tranche 2 ont été enlevés par une coupure nette, pratiquée à dessein, de telle sorte que le prénom de l'oculiste et les dernières lettres de chacune des deux lignes ont disparu. Sur la même tranche, ligne 2, le M et le P du mot IMP sont liés.

Il nous paraît de toute évidence qu'il ne faut pas confondre ce cachet avec un autre trouvé également à Néris, et publié par Grotefend sous le n° 83 de son recueil (1). Ce dernier avait été communiqué à M. Dufour par M. Le Serurier, après avoir été recueilli par M. Roch, ancien sous-intendant militaire à Amiens. Il diffère tout à fait du cachet de Tudot par le nombre des tranches gravées et par les remèdes inscrits sur ces tranches (2). Cependant les deux cachets ont un point commun : tous deux ont servi à marquer les col- lyres d'un spécialiste portant le cognomen *Proculus*, mais sur le cachet publié par Grotefend, ce cognomen figure seul, sans prénom ni gentilicium. Nous pensons qu'il s'agit sur ces deux cachets du même individu, *L. Julius Proculus*, qui résidait sans doute à Néris. Du reste, on

(1) Grotefend a cru, à tort, que Néris était en Picardie, parce que ce cachet a été édité pour la première fois dans une publication faite dans cette province.

(2) Dufour, *Notice sur un cachet d'oculiste trouvé à Amiens*, 1847, p. 24 (dans les *Mémoires de la Société des Antiq. de Picardie*, t. VIII, p. 596), Henzen, n° 7248, Klein, *Bonner Jahrbücher*, xxvi, p. 175, Grotefend, n° 83 (il propose de lire AD · VOL *nera* CE *randa*), L. Palustre, *Catalogue du musée de la Société archéologique de Touraine*, 1871, n° 276, p. 38, 39.

a déjà signalé des cachets différents, découverts quelquefois dans les mêmes localités, et portant le nom du même oculiste. Voici la liste des noms connus par plusieurs cachets :

1° *Q(uintus) Carminius Quintilianus.* Ce nom a été rencontré sur deux cachets trouvés, l'un à Mayence, et l'autre à Gotha (1).

2° *Q(uintus) Junius Taurus.* Six cachets, trouvés à Naix (Meuse), portent ce nom (2).

3° *Q(uintus) Pompeius Graecinus* connu par deux cachets, l'un trouvé à Dalheim, en Hollande (3), l'autre découvert, en 1873, à Ratisbonne, dans un tombeau (4).

4° *Marcus Ulpius Heracles.* Son nom se lit sur deux cachets trouvés à Nimègue ou aux environs (5). Sur l'un des deux cachets le prénom est en toutes lettres.

5° *M(arcus) Urbicius Sanctus,* connu par deux cachets trouvés tous deux à Mandeure (Doubs) (6).

6° *Ferox.* Ce cognomen, sans gentilicium ni praenomen, est inscrit sur deux cachets trouvés l'un à Lyon (7), l'autre à Reims (8).

7° *Marcellinus.* Ce cognomen, sans gentilicium ni

---

(1) Grotefend, n°s 14 et 18. — Grotefend propose de lire le même nom sur un troisième cachet, celui de Saint-Marcouf (Manche), qui porte dans son recueil le n° 12.

(2) Grotefend, n°s 21, 55 à 59.

(3) Id., n° 81.

(4) *Ephemeris epigraphica,* t. II, p. 450, n° 1007; t. IV, p. 179, n° 643.

(5) Grotefend, n°s 93, 94.

(6) Id., n° 95; Duvernoy, *Notice sur le pays de Montbéliard antérieurement à ses premiers comtes,* pl. XI et pl. XI ^b.

(7) Grotefend, n° 29 *b.*

(8) Notre n° VII, p. 79-81.

praenomen, se lit sur trois cachets provenant de trois localités différentes : Amiens (Somme), Reims (Marne), et Condé-sur-Iton (Eure) (1).

TRANSCRIPTION.

1°   **LIVLIPROCVLIDIAMY**
          SVSADDIATHESIS

L(ucii) Juli(i) Proculi diamysus ad diathes[e]s.

2°   *l* · **IVL** · **PROCVLI** · **DIA** *s*
          MYRN · **POST** · **IMP** · **EX** · *o*

[*L(ucii)*] *Jul(ii) Proculi dia[s]myrn(es) post imp(etum)
ex [o(vo)].*

TRADUCTION.

1° Collyre diamisus (au misy) de L. Julius Proculus contre les diatheses.

2° Collyre diasmyrnes (à la myrrhe) de L. Julius Proculus, à appliquer dans du blanc d'œuf après que la plus grande violence de l'ophthalmie est déjà passée (2).

1. — L(VCII) IVLI(I) PROCVLI DIAMYSVS AD DIATHES[E]S.

1° L. IVLIVS PROCVLVS. — Le gentilicium Julius est un des plus fréquents en épigraphie; on ne s'étonnera donc pas de le voir porté par un grand nombre d'oculistes. Ce nom se rencontre en Gaule, sur des cachets

(1) Grotefend, n°ˢ 66, 67, 69. Grotefend a mal transcrit le nom de la localité d'où provient ce dernier cachet, n° 69; il appelle cette localité *Cond-sur-Ton.*

(2) Sur cette traduction, cf. Sichel, *Nouveau recueil,* p. 26, 43 (pour *ex ovo*), et p. 28, 29 (pour *post impetum*).

de Bavai (1), de Bagnols (Gard) (2), de Besançon (3), de
Cissey-sur-Tille (Côte-d'Or) (4), de Dijon (5), de Hon-
fleur (6), de Lillebonne (7), de Paris (?) (8); en Angleterre, sur des cachets de Colchester (9), de Londres (10),
de Lydney (Gloucestershire) (11), de Saint-Albans (Hertfordshire) (12), sur un autre de provenance incertaine
conservé en Angleterre (13); sur un cachet de Worms,
en Allemagne (14), et sur un cachet attribué à Vérone,
mais dont la provenance reste douteuse (15).

(1) *L. Julius Amandus,* Grotefend, n° 39, Desjardins, *Monuments de Bavai,* p. 91; *C. Julius Florus,* Grotefend, n° 46,
Desjardins, p. 72.

(2) *Julius,* Allmer, *Revue épigraphique du midi de la France,*
n° 15, août-septembre 1881, p. 230, n° 263.

(3) *L. Julius Docilas,* Grotefend, n° 44.

(4) *C. Julius Libycus,* Grotefend, n° 24.

(5) *Julius,* Grotefend, n° 6; *M. Julius Charito,* Grotefend,
n° 41.

(6) *T. Julius Victor,* Grotefend, n° 52.

(7) *Tib. Julius Clarus,* Grotefend, n° 42; *Marcus* (sic) *Julius
Felicianus,* Grotefend, n° 45.

(8) *T. Julius Attalus,* Grotefend, n° 40.

(9) *Q. Julius Murranus,* Grotefend, n° 48, C. I. L., t. VII,
n° 1311.

(10) *Sex. Julius Sedatus,* Grotefend, n° 50, C. I. L., t. VII,
n° 1313; *L. Julius Senex,* Grotefend, n° 51, C. I. L., t. VII,
n° 1314.

(11) *Julius Jucundus,* Klein, n° 118, C. I. L., t. VII, n° 1309.

(12) *L. Julius Juvenis,* Grotefend, n° 47, C. I. L., t. VII,
n° 1310.

(13) *M. Julius Satyrus,* Grotefend, n° 49, C. I. L., t. VII,
n° 1312.

(14) *C. Julius Musicus,* Grotefend, n° 32.

(15) *C. Julius Dionysodorus,* Grotefend, n° 43, C. I. L., t. V,

2° Diamisvs. — Grotefend (1) et M. Klein (2) mentionnent, après Sichel (3), un texte de Dioscorides sur
la nature du misy (4) : « Le misy de Cypre, dit cet
« auteur, est inférieur à celui d'Égypte; ce dernier
« cependant est moins estimé que le premier dans la
« préparation des collyres pour les yeux. » Les mêmes
auteurs renvoient à un passage où Marcellus donne la
formule d'un collyre *diamisyos quod facit ad asperitudines oculorum tollendas, et ad lacrymas substrin-
gendas* (5). M. Ernest Desjardins (6) complète heu-
reusement ces indications un peu brèves, en citant tout
au long un chapitre de Pline, fort intéressant, où le
naturaliste expose les caractères et les propriétés médicales de cette substance (7) : « Le *misy*, dit Pline, se
« fait, au rapport de quelques-uns, par la calcination
« de la pierre dans les fosses, étant une sorte de poudre
« jaune, qui a besoin d'être mêlée à la cendre du bois
« de pin; mais, dans le fait, il se trouve tout formé
« sur la pierre susdite, en masses compactes, qu'il faut
« détacher. Le meilleur vient des ateliers de l'île de
« Cypre; les marques en sont d'avoir la cassure bril-
« lante comme l'or, et, trituré, d'offrir une apparence
« graveleuse ou terreuse comme la chalcitis..... Il

n° 8124 2. Voyez ce que nous avons dit plus haut au sujet de
ce cachet, p. 85 et 86.

(1) N° 4.
(2) N° 116.
(3) *Cinq cachets inédits*, p. 10, et *Nouveau recueil*, p. 25-26.
(4) Περὶ ὕλης ἰατρικῆς, l. V, c. cxvi, p. 782 du t. I.
(5) *De medicamentis*, c. viii, col. 280 B.
(6) *Monuments de Bavai*, p. 80.
(7) H. N., XXXIV, xxxi.

« dissipe les granulations invétérées des paupières. »
Dans un curieux chapitre auquel n'ont pas songé les
auteurs précités, Galien raconte comment, pendant ce
voyage en Cypre dont nous avons parlé plus haut (1),
il vit du misy : « *In metallo Cypri, cujus modo mentionem*
« *feci, in montibus Solorum, domus erat ingens cujus ad*
« *parietem dextrum, sed ad nos utique qui ingrediebamur*
« *sinistrum, descensus erat in ipsum metallum, in quo*
« *quasdam conspexi in longissimum porrectas veluti zonas*
« *alias super alias, numero tres : infima erat ipsius*
« *soreos, super quam erat altera chalciteos, suprema*
« *misyos. Ceterum id temporis praefectus* (2) *metalli,*
« *his commonstratis, sicut, inquit, nunc advenis in cadmiae*
« *fornacariae inopia, ita horum trium admirandas has*
« *vides divitias. Itaque ego ingenti ejus accepto pon-*
« *dere, primum quidem in Asiam, deinde Romam attuli*
« *et usque modo habui, elapsis jam annis, plus minus,*
« *triginta.* » Ce temps écoulé, à la suite de circons-
tances exposées en détail par l'auteur, mais qu'il serait
trop long de citer en entier, Galien, observant les miné-
raux qu'il avait apportés de Cypre, constata que, avec
le temps, le sory se transformait en chalcitis, et que le
misy se formait sur cette dernière substance « *ut aerugo*
« *super aes..... itaque mirum non est tria haec medica-*
« *menta ejusdem genere facultatis esse, sory et chalcitin*
« *et misy* (3). » Nous ne saurions discuter la valeur
scientifique de cette observation, mais elle nous a paru
intéressante à reproduire.

(1) Cf. notre n° XIII, § 3, p. 143.

(2) Il faut lire *procurator*, cf. p. 143, note 7.

(3) Περὶ τῆς τῶν ἁπλῶν φαρμάκων κράσεως καὶ δυνάμεως, l. IX,
c. III, 21, p. 226 du t. XII, cf. id., *ibid.*, 34, p. 241.

Le collyre *diamisyos, diamisus, diamysus, diamisos,
diamysum, diamesus,* est, comme on le voit, un de ceux
qui montrent le plus clairement l'ignorance des oculistes quand il s'agissait de transcrire un mot grec en
latin. Il est mentionné trente-trois fois sur les cachets :
cinq fois sans indication de maladie (1), six fois *ad
aspritudines* (2), quatorze fois *ad cicatrices* (3), six fois

(1) Brambach, C. I. R., n° 1901 , Grotefend, n° 10;
Brambach, n° 887, Grotefend, n° 32; Caylus, t. I, p. 226,
Brambach, n° 75, Grotefend, n° 94; Julliot, *Bulletin de la
Société des Antiquaires de France,* 1881, p. 169; Allmer,
Revue épigraphique du midi de la France, 1881, n° 15, p. 230.

(2) Brambach, n° 1652, Grotefend, n° 62; Sichel, *Cinq
cachets,* p. 9, Grotefend, n° 98; L. Renier, *Comptes rendus
de l'Académie des Inscriptions et Belles-Lettres,* nouvelle série,
t. VI (1870), p. 79, Klein, n° 116; Camuset, *Gazette des hôpitaux,* 15 décembre 1879; *Bonner Iahrbücher,* LVII , 1876,
p. 200 d'après le d[r] Bone; Poncelet, *Bulletin de la Société des
sciences historiques et naturelles de l'Yonne,* t. XXVII, séance
du 8 juin 1873.

(3) Grotefend, n° 4, Desjardins, p. 104, pl. VII, 2 [M. Des-
jardins lit L(*ippitudinem*) et non c(*icatrices*)]; Grotefend, n° 7,
C. I. L., t. III, n° 1636; Duchalais, p. 230, Grotefend, n° 8 ;
Grotefend, n° 19, Desjardins, p. 78 [M. Desjardins lit ad ul (*cera*)
[*maligna* vel *recentia*]; Sichel, *Nouveau recueil,* p. 93, n° 87,
Grotefend, n° 37, Allmer, *Inscriptions de Vienne,* t. III, n° 406 ;
Grotefend, n° 39 [*cicatrices* est une conjecture de Grotefend],
Desjardins, p. 91; Tôchon, n° 21, Grotefend, n° 42; Grote-
fend, n° 43, C. I. L., t. V, n° 8124 2; Grotefend, n° 53, C. I. L.,
t. VII, n° 1318; Grotefend, n° 61, C. I. L., t. VII, n° 1315;
Duchalais, p. 218, Grotefend, n° 79; Brambach, n° 1878,
Grotefend, n° 90; Léon Renier, *Revue des sociétés savantes,*
5e série, t. IV (1872), p. 534, Klein, n° 124; Mowat, *Bulletin
de la Société des Antiquaires de France,* 1881, p. 109.

ad diatheses (1); sur deux cachets il est associé au collyre *crocodes*, sur l'un avec les mots *ad diatheses* (2), sur l'autre avec les mots *ad diatheses et r(heumatis) e(piphoras)*? (3).

3° DIATHESES. — Le sens de ce mot, chez les médecins anciens, a été ainsi établi par Sichel : « Le mot dia-« thesis (διάθεσις) signifie primitivement toute dispo-« sition, surtout morbide, puisqu'il est l'équivalent du « mot latin *affectus*, affection ou maladie. Chez les ocu-« listes il désigne plus spécialement les affections de « l'œil. Il suffit, pour s'en convaincre, de parcourir les « nombreux passages où ce mot figure, dans les livres « de Galien qui traitent plus spécialement de la théra-« peutique des maladies oculaires et des collyres (4). « On y voit, par exemple, un *collyre euodes contre les* « *diathèses*, c'est-à-dire maladies oculaires *récentes*, « πρὸς προσφάτους διαθέσεις (5); un collyre contre l'epiphora « et les douleurs oculaires; *il agit aussi contre les dia-* « *thèses*, ποιεῖ καὶ πρὸς διαθέσεις (6); un collyre contre les « fluxions de différentes natures, les ulcérations, les « papules et les *diathèses de toute espèce*, παντοίας δια-« θέσεις (7); collyre étoile (8) (*aster*) contre quatre mala-

(1) Sichel, *Nouveau recueil*, p. 105, n° 92, Grotefend, n° 44; Tôchon, n° 29, Grotefend, n° 54; Grotefend, n° 75, C. I. L., t. III, n° 6018; Grotefend, n° 81 ([diami]s. est une conjecture de Grotefend); Grotefend, n° 86.

(2) Sichel, *Nouveau recueil*, p. 105, n° 92, Grotefend, n° 44.

(3) Grotefend, n° 57.

(4) Περὶ συνθέσεως φαρμάκων..., etc., l. IV, c. VI, p. 725 et suiv. du t. XII.

(5) *Ibid.*, c. VIII, p. 753.

(6) *Ibid.*, p. 755 et 774.

(7) *Ibid.*, p. 757.

(8) Ἀστήρ est le nom donné par les anciens à une variét

« dies spécifiées et *contre les diathèses chroniques*, πρὸς
« κεχρονισμένας διαθέσεις (1). Il sera surtout utile de com-
« parer comment un passage de Scribonius Largus (2)
« *collyrium psittacinum... facit ad... ustiones..., cica-*
« *trices..., sed praecipue quum sanguine suffusi sunt*
« *oculi...*, a été rendu par Galien (3) : *Tiré des écrits*
« *de Scribonius Largus : psittacium, contre les brûlures,*
« *les cicatrices..., quand beaucoup de sang est épanché*
« *dans les yeux; il est aussi utile contre les autres dia-*
« *thèses* (c'est-à-dire maladies oculaires), πρὸς τὰς ἀλλὰς
« διαθέσεις. Marcel l'Empirique ne se sert qu'une seule
« fois (4) du mot *diathesis : ad scabritudinem et diatheses*
« *tollendas;* ailleurs (5) il emploie les mots équiva-
« lents : *ad omnia oculorum vitia* (6). » M. Ern. Desjardins (7) donne à ce mot une signification beaucoup plus
restreinte : « *On peut amener étymologiquement le sens du*
mot diathesis à l'idée d'enflure ou de fluxion, de tumeur
de l'œil. » Le Dʳ Ch. Martin précise encore davan-

de la terre de Samos : « Ejus (terrae samiae) duae sunt species, altera modo commemorata, altera, asteris nomine »
(καὶ ὁ καλούμενος ἀστήρ...). (Dioscorides, Περὶ ὕλης, l. V,
c. CLXXI, p. 822 du t. I.) Or, dans le collyre ἀστήρ de
Galien, il entre de la terre de Samos; ἀστήρ est donc ici
synonyme de διὰ γῆς Σαμίας (cf. notre nº II, tranche III,
p. 19).

(1) Galien, *loc. cit.*, p. 761.
(2) *Compositiones medicae*, c. III, XXVII, col. 198 E-F.
(3) Galien, *loc. cit.*, p. 764.
(4) *De medicamentis*, c. VIII, col. 279 G.
(5) *Ibid.*, passim.
(6) Sichel, *Nouveau recueil*, p. 57-58.
(7) *Monuments de Bavai*, p. 101.

tage (1) : « *On pourrait donc peut-être traduire diathesis par tumeurs trachomateuses des paupières.* »

Galien donne au mot διάθεσις, dans un passage où il s'occupe du sens grammatical de ce mot, une signification tout à fait générale : « ἡ μὲν οὖν διάθεσις κοινὸν ἀπάντων, « ὑγιαινόντων, καὶ νοσούντων καὶ οὐδετέρως ἐχόντων (2). » Il est évident que, sur les cachets, le mot *diathesis* ne peut pas avoir ce sens ; cependant le grand nombre de collyres différents appliqués, d'après les cachets, *ad diatheses*, donne à penser que ce mot désigne, comme le dit Sichel, une affection d'un caractère assez général. On le rencontre fréquemment sur les cachets, précédé des noms de collyres suivants : *anicetum* (3), *apalocrocodes* (4), *crocodes* (5), *dialepidos* (6), *diamisus* (7), *diarices* (8), *isotheon* (9), *nardinum* (10), *paccianum* (11), *palladium* (12) ; enfin, sur un cachet, on lit *ad diatheses*, sans nom de collyre (13).

(1) Cité par M. Desjardins, *ibid.*, note 3 de la page 101.

(2) Περὶ τῶν συμπτωμάτων διάφορας, c. I, p. 43 du t. VII.

(3) Grotefend, nᵒ 86.

(4) Id., nᵒ 96, C. I. L., t. VII, nᵒ 1319.

(5) Grotefend, nᵒ 50, C. I. L., t. VII, nᵒ 1313.

(6) Grotefend, nᵉ 4, Desjardins, *Monuments de Bavai*, p. 103.

(7) Cf. ci-dessus, nᵒ XIV, tranche 1, § 2, p. 160.

(8) Brambach, nᵒ 75, Grotefend, nᵒ 94.

(9) Duchalais, p. 214, Grotefend, nᵒ 64.

(10) Desjardins, *Monuments de Bavai*, p. 99, Klein, nᵒ 117.

(11) Grotefend, nᵒ 43, C. I. L., t. V, nᵒ 8124 2.

(12) Renier, *Revue des sociétés savantes*, 5ᵉ série, t. IV (1872), p. 361 et 534, Klein, nᵒ 124.

(13) Grotefend, nᵒ 84 *b*, Buhot de Kersers, *Congrès de Châteauroux*, 1873, p. 243, nᵒ 7.

II. — [L(VCII)] IVL(II) PROCVLI DIASMYRN(ES) POST IMP(ETVM)
EX [O(VO)].

1° DIASMYRNES. — Nous avons déjà rencontré ce collyre sur le cachet de Poitiers (1); nous allons compléter ici les quelques lignes que nous lui avons consacrées à cette occasion :

Grotefend (2) et M. Klein (3) renvoient à plusieurs textes où Galien expose les propriétés médicales de la myrrhe, les caractères qui la distinguent du safran et de l'encens, dont.les vertus sont les mêmes, mais à des degrés différents (4), et donnent la formule de plusieurs collyres διάσμυρνον (5); ils font également mention de la formule, transmise par Scribonius Largus, d'un collyre *diasmyrnes... ad pvstulas, papulasque, et suppurationes oculorum* (6).

Cependant d'autres auteurs anciens nous donnent sur la myrrhe et les collyres à base de myrrhe des renseignements utiles à recueillir. L'arbre qui produit la myrrhe a cinq coudées de haut, il est épineux (7); il pousse à l'état sauvage, mais il vaut mieux le culti-

(1) Notre n° IX, tranche I, p. 91.

(2) N° 7; cf. Klein, n°ˢ 115 et 116, et Desjardins, *Monuments de Bavai*, p. 83.

(3) N° 116.

(4) Περὶ συνθέσεως φαρμάκων τῶν κατὰ τόπους, l. IV, c. V, p. 719 du t. XII; cf. Actuarius, *De meth. med.*, l. VI, c. V, col. 305 D.

(5) Galien, *loc. cit.*, c. VII, p. 746, 767, 774.

(6) *De composit. medic.*, c. III, XXVI, col. 198 D.

(7) Pline, H. N., XII, XXXIV, 1.

ver; il faut alors remuer la terre à l'entour, le déchausser, rafraîchir les racines (1). L'arbre à myrrhe s'incisait deux fois par an; mais, avant cette opération, il transsudait spontanément une myrrhe appelée *stacté*, la plus estimée de toutes; elle se vendait, au temps de Pline, à un prix variant de 13 à 40 deniers (10 fr. 86 à 32 fr. 80) la livre. Au second rang était la myrrhe cultivée. La meilleure des myrrhes sauvages était celle qui se récoltait en été (2). Il y avait des myrrhes de diverses provenances : la plus estimée des myrrhes sauvages était recueillie dans le pays des Troglodytes; en grain, elle se vendait jusqu'à 16 deniers (13 fr. 12); la seconde était la myrrhe Minéenne, qui comprenait l'Atramitique et l'Ausarite, exploitée dans le royaume des Gébanites; la troisième, la Dianite; la quatrième, la myrrhe de toute sorte; la cinquième, la Sembracène, ainsi nommée d'une ville maritime du royaume des Sabéens; la sixième, celle qu'on appelait Dusarite. Il y avait aussi une myrrhe blanche que l'on trouvait dans un seul endroit; on la portait dans la ville de Messalum. La myrrhe Sembracène avait meilleure apparence que la Troglodytique, mais beaucoup moins de vertu (3). A ces espèces, Pline, auquel nous empruntons les détails précédents, ajoute la myrrhe Érythréenne, qu'on prétendait venir d'Arabie; son prix était de 16 deniers (13 fr. 12) la livre (4).

Deux siècles après Pline, le prix de la myrrhe était fixé dans un texte officiel, l'édit de Dioclétien et de

(1) Id., *ibid.*, xxxiii, 1.
(2) Id., *ibid.*, xxxv, 1.
(3) Id., *ibid.*, 2.
(4) Id., *ibid.*, 3.

ses collègues, *de pretiis rerum venalium*. Le fragment qui contenait cette indication, trouvé, il y a quelques années, au musée de Thèbes, en Béotie, a été publié par M. Mommsen dans l'*Ephemeris epigraphica* (1). Avant la myrrhe figurent deux autres substances dont les noms se rencontrent souvent dans les. formules laissées par les médecins anciens. Il est regrettable que la partie du texte la plus intéressante, celle qui contenait les prix, manque à ce petit fragment :

ZINΓIBEP[OΣ......]

EYΦOPBIO[Y......]

ZMYPNH[Σ......] (2).

Pline indique les procédés de falsification de la myrrhe,

(1) T. IV, p. 180, n° 644.

(2) D'autres produits, d'un usage fréquent dans la médecine antique, sont mentionnés dans l'édit de Dioclétien : le *faenum graecum* (C. I. L., t. III, p. 286, § 1, l. 18), la *graine de lin* (l. 22), le *sésame* (l. 26), la *graine de chanvre* (p. 827, § 4, l. 29), le *pavot* (l. 31), la *chicorée* (p. 828, § 6, l. 3), la *mauve* (l. 5 et 6), la *laitue* (l. 7), le *zizimbrium* (p. 829, § 6, l. 24), la *câpre* (l. 25), la *pistache* (l. 55), le *jujube* (l. 56), le *coing* (l. 73). Il faut ajouter cependant que ces produits n'étaient pas employés seulement par les médecins; ce n'est certainement pas en qualité de médicaments que certains d'entre eux figurent dans ce document. Voir aussi les excellents commentaires de M. W.-H. Waddington, au sujet de tous ces produits, dans son édition de l'*Édit de Dioclétien*, ainsi que le fragment, malheureusement très-mutilé, trouvé à Livadia (Λεβαδία), par M. Fr. Lenormant, et publié à la page 47 de l'ouvrage de M. Waddington. Ce fragment est tout ce qui nous reste du chapitre des drogues médicinales et parfumerie. Cf. C. I. L., t. III, p. 812 F et 841.

faciles à reconnaître, si l'on en excepte toutefois le mélange avec la myrrhe indienne, mastic recueilli sur un arbuste épineux (1). Dioscorides s'étend assez longuement sur les différentes sortes de myrrhe, sur leurs caractères et sur leurs vertus médicales (2): le même auteur nous apprend que la myrrhe, employée en *fuligo,* avait pour les yeux des propriétés analogues à celles de l'encens (3). Galien cite des *collyria quae myrrham habent, quae diasmirna proprie vocant,* et qu'il emploie *quando pus quod in oculis est discutere placet.* Nous devons à Marcellus la formule d'un collyre *dias-*

(1) H. N., XII, xxxv, 4, et xxxvi, 1.

(2) Περὶ ὕλης ἰατρικῆς, l. I, c. lxxvii, p. 78-81 du t. I. Voici quelles sont, d'après Dioscorides (p. 79), les différentes espèces de myrrhe : « Quaedam ejus species vocatur cam-
« pestris, pinguis ea, qua expressa stacte excipitur. Alia vero
« gabirea, laeto ac pingui solo proveniens, quae multam quo-
« que stactem sudat. Primas vero tenet, quae troglodytica
« cognominatur a terra, quae eam gignit, subviridis ea, mor-
« dax ac pellucida. Colligitur etiamnum tenuis quaedam,
« quae a troglodytica secunda est, subtenera, sicut bdellium,
« odore subviroso, in locis apricis nascens. Alia Caucalis dici-
« tur, exoleta, nigra et retorrida. Omnium deterrima, erga-
« sima dicta, friatu est facilis, pinguedinis expers et acris,
« aspectu et viribus gummi referens. Improbatur etiam quae
« Aminaea vocatur. » Dioscorides expose ensuite les caractères auxquels on reconnaît la myrrhe de bonne qualité, et ses propriétés médicinales, entre autres les suivantes :
« Oculorum ulcera complet, exteritque albugines et ea quae
« pupillis caliginem offundunt, quin et scabrities expolit. »

(3) *Loco citato,* p. 81 : « Fit denique ex ea fuligo, sicut e
« ture, quod postea ostendemus ad eadem efficax. » Cf. Aetius, *Tetrabiblos I,* sermo I, a littera A incipientia, col. 40 F.

myrnes (1); enfin, d'un chapitre d'Aetius (2) intitulé *collyria diasmyrna, et Chiaca appellata ex vino,* comme du texte de Galien cité tout à l'heure, on peut conclure que le mot *diasmurna* n'était pas toujours le nom particulier d'un collyre, mais aussi la dénomination générale de toute une classe de collyres.

Dioscorides (3) cite une plante qui poussait en Béotie, appelée *myrrha Beotica,* parce que sa racine avait l'odeur de la myrrhe. Ses propriétés médicales devaient la rendre propre à entrer dans les collyres.

Le collyre *diasmyrnes, dismurnes, diasmyrnen, diazmyrnes,* est mentionné, sans indication de maladie, sur dix cachets (4); sur d'autres, il est désigné comme efficace, *ad aspritudines* (5), *ad epiphoras* (6), *post impetum* (7), *post*

(1) *De medicamentis,* c. vııı, col. 281 A.

(2) *Tetrabiblos II,* sermo II, c. cıx, col. 354 C.

(3) *Loc. cit.,* c. lxxvııı, p. 81.

(4) Tôchon, nᵒ 7, Grotefend, nᵒ 12; Boissieu, *Inscriptions antiques de Lyon,* p. 453, Grotefend, nᵒ 15; Loriquet, *Reims sous la domination romaine,* p. 289, Grotefend, nᵒ 30; Sichel, *Nouveau recueil,* p. 32, nᵒ 88, Grotefend, nᵒ 60; Héron de Villefosse, *Antiquités d'Entrains,* nᵒ 18, Grotefend, nᵒ 92; id., nᵒ 107; Klein, nᵒ 119; notre nᵒ IX, p. 90; Julliot, *Bulletin de la Société des Antiquaires de France,* 1881, p. 169; Desjardins, *Revue médicale,* 1881, nᵒ 22, p. 789, Thédenat, *Bulletin des Antiquaires de France,* 1ᵉʳ juin 1881, et *Revue médicale,* nᵒ 30, p. 141.

(5) Renier, *Comptes rendus de l'Académie des Inscriptions et Belles-Lettres,* nouvelle série, t. VI, p. 79, Klein, nᵒ 116.

(6) Maffei, *Galliae antiquitates quaedam selectae* (édit. de Paris, 1733), p. 75, Grotefend, nᵒ 41.

(7) Grotefend, nᵒ 19, Desjardins, *Monuments de Bavai,* p. 78; Loriquet, *Reims sous la domin. rom.,* p. 286, Grotefend, nᵒ 87.

impetum drom. (1), *ad impetum lippitudinis ex ovo* (2), *post impetum lippitudinis* (3), *post impetum lippitudinis ex ovo* (4), *bis post lippitudinis impetum ex ovo* (5), *ad impetum oculorum* (6), *post lippitudinem* (7), *post lippitudines ex ovo primum* (8), *ad sedatus lippitudinis* (9), *post...* (10); il est précédé du mot *stactum* (*contra cicatrices*) (11), et suivi du mot *dicentetos* (*post impetum*) (12); sur un cachet il est qualifié *lene* (13).

2° Impetvs. — Nous avons traduit ce mot d'après Sichel et nous avons en même temps renvoyé au passage où cet auteur explique son interprétation. Le mot *impetus*

(1) Grotefend, n° 37, Allmer, *Inscriptions de Vienne*, t. III, n° 406.

(2) Grotefend, n° 20, Duvernoy, *Notice sur le pays de Montbéliard*, p. 74, pl. XI.

(3) Grotefend, n° 7, C. I. L., t. III, n° 1636; Duchalais, p. 222, Grotefend, n° 24; Grotefend, n° 49, C I. L., t. VII, n° 1312; Tôchon, n° 23, Grotefend, n° 55; Tôchon, n° 28, Grotefend, n° 59; Sichel, *N. R.*, p. 49, n° 71, Grotefend, n° 76; Duchalais, p. 226, Grotefend, n° 90.

(4) Tôchon, n° 15, Grotefend, n° 78.

(5) Grotefend, n° 47, C. I. L., t. VII, n° 1310 ([*post lipp.*] [I]MPETV, conjecture de Grotefend).

(6) Ch. Robert, *Mélanges d'archéologie et d'histoire*, p. 17, Klein, n° 115.

(7) Grotefend, n° 29, Desjardins, *Monuments de Bavai*, p. 107.

(8) Grotefend, n° 84, Buhot de Kersers, *Congrès de Châteauroux* (1873), p. 243, n° 7.

(9) Duchalais, p. 217, Grotefend, n° 79.

(10) Grotefend, n° 66.

(11) Sichel, *N. R.*, p. 31, n° 70, Grotefend, n° 16.

(12) *Ephemeris epigraphica,* t. II, p. 450, n° 1006.

(13) Grotefend, n° 80.

se rencontre souvent, suivi du mot *lippitudinis* (1); il figure seul, précédé de AD, avec les collyres *authemerum* (2), *cycnarium* (3), *dialibanum* (4), *diarodon* ou *diarhodon* (5), *lene m(edicamentum)* (6), *nardinum* (7), précédé de POST avec les collyres *diarhodon* (8), *diasmyrnes* (9), *diasmyrnes dicentetos* (10).

3° Ex ovo. — Cette expression se rencontre chez les auteurs et sur les cachets. Quand on voulait atténuer l'action trop mordante d'un collyre, on l'adoucissait avec du blanc d'œuf; de là l'expression *ex ovo*, ou avec du lait de femme, *e lacte muliebri*. Sichel, qui a écrit sur ce sujet une page qu'il faut lire (11), cite, à l'appui, un texte de Celse, aussi clair que possible : « *Quo gravior vero quaeque inflammatio est, eo magis leniri medi-*

(1) Cf. notre n° IV, tranche III, § 3, p. 52.

(2) Duchalais, p. 182, Grotefend, n° 9.

(3) Caylus, t. I, p. 225, Grotefend, n° 93.

(4) Grotefend, n° 7, C. I. L., t. III, n° 1636; Tôchon, n° 21, Grotefend, n° 42.

(5) Grotefend, n° 4, Desjardins, *Monuments de Bavai*, p. 103; Sichel, *N. R.*, p. 95, n° 89, Grotefend, n° 35; Caylus, t. I, p. 225, Grotefend, n° 93; notre n° II, tranche II, p. 18.

(6) Grotefend, n° 75, C. I. L., t. III, n° 6018; Tôchon, n° 13, Grotefend, n° 104.

(7) Grotefend, n° 13, C. I. L., t V, n° 8124.

(8) Tôchon, n° 21, Grotefend, n° 42.

(9) Grotefend, n° 19, Desjardins, *Monuments de Bavai*, p. 78; Loriquet, *Reims sous la dom. rom.*, p. 286, Grotefend, n° 87; Parenteau, *Catalogue du musée de Nantes*, 2e édition, p. 103, Klein, n° 121 : la lecture post [i]M[*petum*] est une conjecture de M. Klein.

(10) *Ephemeris epigraphica,* t. II, p. 450, n° 1006.

(11) *Nouveau recueil,* p. 43.

camentum debet , adjecto vel albo ovi, vel muliebri lacte (1). »

Un cachet, cité également par Sichel, nous présente un collyre, doux si on l'emploie avec du blanc d'œuf, mordant si on l'emploie avec de l'eau :

L · CAEMI · PATERNI · AVTHE
MER · LEN · EX · O · ACR · EX · AQ

L(ucii) Caemi(i) Paterni authemer(um) len(e) ex o(vo) acr(e) ex aq(ua) (2).

Sur les cachets, les mots *ex ovo* se trouvent associés aux collyres *authemerum lene* (3), *chloron* (4), *dialibanum* (5), *diarhodon* (6), *foos* (7), *nardinum* (8), *paccia-*

---

(1) *De medicina,* l. VI, c. vi, § 8. Les mères et les nourrices connaissent parfaitement cette propriété du lait, et, quand leur nourrisson a de l'inflammation aux yeux, elles lui appliquent aussitôt un collyre naturel *de lacte muliebri.*

(2) Grivaud de la Vincelle, *Recueil de monuments antiques,* t. II, p. 286, pl. XXXVI, fig. 2, Grotefend, n° 11, Wilmanns, *Exempla,* n° 2759.

(3) Grotefend, n° 11, Wilmanns, *Exempla,* n° 2759.

(4) *Bonner Iahrbücher,* LVII, 1876, p. 200-201, d'après le d^r Bone.

(5) Grotefend, n° 7, C. I. L., t. III, n° 1636, Wilmanns, *Exempla,* n° 2758; Grotefend, n° 23, C. I. L., t. VII, n° 1308; Tôchon, n° 24, Grotefend, n° 56; Grotefend, n° 73, C. I. L., t. VII, n° 1316.

(6) *Bonner Iahrbücher,* LVII, 1876, p. 200-201, d'après le d^r Bone.

(7) Notre n° X, tranche II, p. 102.

(8) Notre n° II, tranche II, § 2, p. 16.

num (1), *penicillum authemerum* (2), *penicillum lene* (3), *theochristum* (4), *thurinum* (5).

XV.

CACHET DE L. TERENTIUS PATERNUS.

Entrains (Nièvre).

Ce cachet faisait partie de la collection de M. Regnault, à Entrains. Il appartient aujourd'hui à son fils, médecin-dentiste à Paris. On l'a trouvé à Entrains, dans un puits de la maison Dubois, rue des Salles. C'est une petite tablette en stéatite, formant un carré de 0^{m}040 de côté, sur 0^{m}038 d'épaisseur.

Sur toutes les tranches, les trois dernières lettres du mot *Terenti(i)* forment un monogramme. Tranche 1 et 2, le A de *Paterni* n'est pas barré. Tranche 2, la

(1) A. de Longpérier, *Rev. archéologique,* nouvelle série, 1869, t. XX, p. 61, Klein, n° 125.

(2) Sichel, *Nouveau recueil,* p. 105, n° 92, Grotefend, n° 44.

(3) Brambach, C. I. R., n° 1297, Grotefend, n° 14, Wilmanns, *Exempla,* n° 2756; Grotefend, n° 20, Duvernoy, *Notice sur le pays de Montbéliard,* p. 74, planche XI; Grotefend, n° 39, Desjardins, *Monuments de Bavai,* p. 91 (le texte porte PENICILEM); Grotefend, n° 49, C. I. L., t. VII, n° 1312; Castan, *Mémoires de la Société d'émulation du Doubs,* 1874, séance du 14 novembre, Klein, n° 128.

(4) Sichel, *Nouveau recueil,* p. 38, n° 54, Grotefend, n° 26; sur ce cachet, les mots *ex ovo* sont suivis de *ter* : « theochristum ad epiphoras ex ovo ter. »

(5) Duchalais, p. 223, Grotefend, n° 72.

barre verticale du L a été emportée par une cassure.
Tranche 3, le V du mot *diatesseri[u]m* n'existe pas, soit
qu'on l'ait omis, soit que la partie centrale du M en
tienne lieu ; on lit de même MAELINM pour *maelinum* sur
le cachet de Bath (1), et CHELIDONIM pour *chelidonium*
sur un cachet de Besançon (2). Tranche 4, le A et le T
de *Paterni* sont liés.

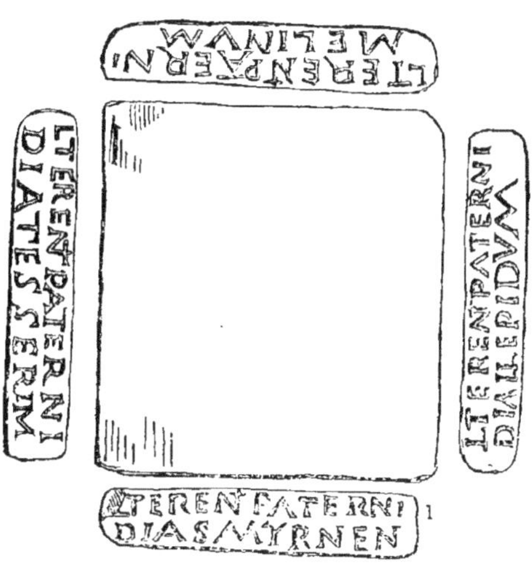

Le cachet d'Entrains a été publié plusieurs fois. Pendant l'été de l'année 1845, M. Adrien de Longpérier,
faisant un voyage archéologique en Nivernais et en
Bourgogne, le remarqua dans la collection de M. Regnault père. Il en envoya aussitôt une transcription et
un dessin au Dr Sichel (3) et à Duchalais (4), qui en

(1) Grotefend, n° 53, C. I. L., t. VII, n° 1318.
(2) Grotefend, n° 88.
(3) Sichel, *Cinq cachets inédits* (1845), p. 17.
(4) *Observations sur les anciens cachets des médecins oculistes*,
p. 233.

furent ainsi les premiers éditeurs. Ce petit monument fut ensuite communiqué aux Congrès archéologiques de Nevers (1) et de Moulins (2), et publié par MM. Crosnier (3), Grotefend (4), Buhot de Kersers (5), Héron de Villefosse (6).

TRANSCRIPTION.

1°
        LTERENTIPATERNI
        DIALLEPIDVM

L(ucii) Terenti(i) Paterni diallepidum.

2°
        LTERENTIPATERNI
        DIASMYRNEN

L(ucii) Terenti(i) Paterni diasmyrnen.

3°
        LTERENTIPATERNI
        DIATESSERIM

L(ucii) Terenti(i) Paterni diatesserium.

(1) XVIIIe session, tenue à Nevers en 1851, p. 174.

(2) XXIe session, tenue à Moulins en 1854, p. 47.

(3) *Bulletin de la Société nivernaise*, t. I, 1855, p. 364; Crosnier s'est contenté de reproduire un article du Dr Sichel, inséré dans la *Gazette médicale de Paris,* 1845.

(4) N° 92.

(5) *Inscriptions de la Nièvre*, n° 19 (dans le volume du *Congrès archéologique de Châteauroux*, 1873, p. 260, 261).

(6) *Antiquités d'Entrains*, n° 18. Ce travail est publié à la suite du volume de l'abbé Baudiau, intitulé *Histoire d'Entrains,* Nevers, 1879; il en existe un tirage à part.

4°

LTERENTIPATERNI
M E L I N V M

L(ucii) Terenti(i) Paterni melinum.

TRADUCTION.

1° Collyre dialepidos (aux squames métalliques) de L. Terentius Paternus.

2° Collyre diasmyrnes (à la myrrhe) de L. Terentius Paternus.

3° Collyre diatessaron (aux quatre ingrédients) de L. Terentius Paternus.

4° Collyre melinum (de couleur jaune?) de L. Terentius Paternus.

I. — L(VCII) TERENTI(I) PATERNI DIALLEPIDVM.

1° L. Terentivs Paternvs. — Un personnage portant les mêmes noms, *L. Terentius Paternus,* est mentionné sur une inscription funéraire d'Espagne (1). Aucun autre cachet ne nous offre le nom de *Terentius,* mais Galien cite un médicament *(pastillus)* (2) et un collyre (3) inventés par un médecin nommé *Terentius,* et, sur un cachet trouvé à Cissey-sur-Tille, on lit le nom d'un collyre *crocodes* qualifié *Terentianum* (4).

(1) C. I. L., t. II, n° 2828.

(2) Περὶ συνθέσεως φαρμάκων τῶν κατὰ τόπους, l. IV, c. VII, p. 760 du t. XII : « *Diarrhodon Terentii constans ex pompholyge.* »

(3) Περὶ συνθέσεως φαρμάκων τῶν κατὰ γένη, l. V, c. XI, p. 827 u t. XIII : « *Pastillus qui a Terentio inscribitur stypticus.* »

(4) Saint-Mémin, *Mémoires de la commission des antiquités*

C CL PRIMI · TERENTIANV...
CROC AD ASPRIT · ET · CI....

G(aii) Cl(audii) Primi Terentianu[m] croc(odes) ad asprit(udines) et ci[catr(ices)].

2° DIALLEPIDVM. — La forme *diallepidum* est une mauvaise transcription latine du grec διὰ λεπίδος. Sur le collyre *dialepidos* cf. notre n° V, tranche I, § 2 (p. 55 et suiv.).

II. — L(VCII) TERENTI(I) PATERNI DIASMYRNEN.

DIASMYRNEN. — Transcription fautive pour *diasmyrnes,* en grec διὰ σμύρνης. Sur le collyre *diasmyrnes* cf. notre n° IX, tranche I (p. 91 et suiv.), et notre n° XIV, tranche II, § 1 (p. 165 et suiv.).

III. — L(VCII) TERENTI(I) PATERNI DIATESSERIVM.

DIATESSERIVM. — L. Terentius Paternus, s'il est l'auteur des inscriptions de son cachet, n'était décidément pas un fort helléniste. Là encore il s'est trompé dans sa transcription, que Sichel rétablit avec raison *diatessaron,* du grec διὰ τεσσάρων (1). Le même auteur cite, à l'appui de son opinion, deux textes où Paulus Aegineta (2) et Marcellus (3) donnent la formule de médi-

---

du département de la Côte-d'Or, t. I (1838-41), p. 365, fig. 1, Duchalais, *op. cit.,* p. 222, Grotefend, n° 24.

(1) *Cinq cachets,* p. 18.

(2) *De re medica,* l. III, c. LXXVII, col. 492 E : « *Potio...quae ex quatuor rebus constat.* »

(3) *De medicamentis,* c. XX, col. 334 B : « *Diatessaron quod febrem sedat et viscera componit;* » cf. dans le même auteur (c. XXII, col. 343 D) : « *Compositio medicaminis ad jecur quod diatessaron dicitur.* »

caments nommés *diatessaron*, parce qu'il entrait quatre
ingrédients dans leur composition. Grotefend (1) adopte
l'opinion de Sichel, renvoie aux deux textes cités par
cet auteur et rapproche, avec raison, du *diatessaron* le
collyre *harma*, qui *ex quatuor rebus ut quadriga equis
constat* (2). Duchalais cite, en outre, un médicament que
Galien intitule : διὰ τῶν δ΄ (3) et y joint un commentaire
assez curieux : « Qu'on me permette de faire une con-
« jecture à propos de l'explication de ce nombre quatre.
« Quatre, on le sait, est un nombre prédestiné, ainsi
« que le nombre trois; la médecine antique, comme
« celle du moyen âge, avait une grande confiance dans
« la vertu des nombres; maintenant encore n'avons-
« nous pas le *vinaigre des quatre voleurs*, et ne nous
« sert-on pas, sur nos tables, un assortiment de fruits
« secs nommés *quatre mendiants* (4)? » Enfin, aux textes
cités ci-dessus, nous pouvons ajouter un *ceratum* διὰ
τεσσάρων d'Oribase (5) et un *xeron diatessaron quod facit
ad nomas* du Pseudo-Pline (6).

Aucun de ces médicaments n'est employé pour les
yeux, aussi nous sommes-nous abstenus d'en reproduire
les formules; elles ne nous auraient rien appris sur la
composition de notre collyre. *Diatessaron* est un nom
générique, indiquant le nombre des ingrédients em-

(1) N° 92.

(2) Marcellus, *De medicamentis*, c. viii, col. 273 G-H.

(3) Περὶ συνθέσεως φαρμάκων τῶν κατὰ γένη, l. V, c. xiv,
p. 851 du t. XIII.

(4) *Loc. cit.*, p. 234-235.

(5) *Synopseos*, l. III, col. 43 D.

(6) *De re medica*, l. III, c. xxii, p. 196 b. *Medici antiqui
omnes*, édit. Alde.

ployés, mais ne donnant aucun renseignement sur leur nature.

IV. — L(VCII)TERENTI(I) PATERNI MELINVM.

MELINVM. — Sichel pense avec raison que le collyre *melinum* doit son nom à sa couleur. Galien dit, en effet, formellement que les *emplastra melina* sont ainsi nommés à cause de la couleur que leur donne le vert-de-gris incorporé par une coction modérée (1). M. Klein adopte l'opinion de Sichel (2) et à l'appui cite l'inscription d'une des tranches du cachet de Bath (3) :

TIVNIANICRSOMAEL
INMADCLARITATEM

T(iti) Juniani c[h]r[y]somaelinum ad claritatem, où, avec vraisemblance, il traduit le mot *chrysomaelinum* par « collyre jaune d'or ». Rappelons à ce sujet

(1) Galien, Περὶ συνθέσεως φαρμάκων τῶν κατὰ γένη, l. II, c. VI, p. 503 du t. XIII, cité par Sichel, *Cinq cachets*, p. 20.

(2) Nº 113, p. 14.

(3) Grotefend, nº 53, C. I. L., t. VII, nº 1318. Voir surtout le *fac-simile* de ce cachet gravé dans les *Archaeological essays* de sir James Y. Simpson, publiés à Édimbourg, en 1872, par John Stuart, t. II, figure 5, en regard de la p. 255 ; le *fac-simile* donne à la 1ʳᵉ ligne MAFL ; deux oiseaux et trois rameaux sont représentés sur la tranche qui porte cette inscription. L'ouvrage de Simpson est le plus important à consulter pour l'étude des cachets d'oculistes de l'Angleterre ; on y trouve d'excellents dessins et de précieux commentaires. Malheureusement cet ouvrage, tiré à un petit nombre d'exemplaires, n'a pas été mis dans le commerce, et il est difficile de se le procurer.

quelques textes de Galien aussi explicites que possible :
« *Quomodo viridia fiant : aerugo non pauca iis immitti-
tur, ut et aliorum colorem vincat et omnia in suum per-
mutet... At inter coquendum non oportet aeruginem super
ignem coeuntibus committere..., si colore viridi medicamentum permanere desideras, sin autem melinum voles
emplastrum conficere, intelligito in coctione primum in
hunc colorem perduci...*, etc. (1). — *Injici aerugo debet,
deinde quum mutat colorem et melinum redditur, medicamentum tollere ab igne jam tempus est* (2). — *Critonis
melina medicamenta. Quae Crito melina scripsit, buxea
nominat* (3). » — *Buxea*, synonyme en cet endroit de
melina, signifie : qui a la couleur du bois de buis.

Le Dr J. Y. Simpson fait observer avec raison que
le collyre *melinum* a pu être ainsi nommé à cause de sa
couleur, comme l'*unguentum citrinum*, encore employé
en médecine, et qui n'a rien de commun avec le citron,
si ce n'est la couleur. A l'appui de cette opinion, le
médecin anglais cite une expérience dont il est l'auteur :
ayant mélangé, dans les proportions requises, les ingrédients mentionnés par Galien dans la formule du *collyrium melinum delicatum* (t. XII, p. 769), il obtint une
composition de couleur jaune ou orange (4).

Il est donc certain que toute une classe de médicaments recevait, à cause de sa couleur jaune, le nom
melinum; mais ceci ne préjuge en rien la nature des
ingrédients dont étaient composés les *emplastra melina*

(1) Περὶ συνθέσεως φαρμάκων τῶν κατὰ γένη, l. II, c. iv, p. 496-
497 du t. XIII.

(2) *Ibid.*, c. vii, p. 508; cf. *ibid.*, p. 509.

(3) *Ibid.*, c. xi, p. 515.

(4) J. Y. Simpson, *Archaeological essays*, t. II, p. 251.

et autres médicaments du même nom. Galien nous dit bien que leur couleur est due à la présence de l'*aerugo*, mais il y a, et lui-même le dit (1), des *melina* où l'aerugo fait défaut. Sichel, il est vrai, remarque, au sujet de deux collyres *melina* pour les yeux, formulés par Galien, le *melinum atarachum* et le *melinum Lucii* (2), que, si l'aerugo manque, il y entre du safran, « qui, en leur donnant une couleur jaunâtre, justifie et explique ce nom (3). » Mais nous trouvons, dans le même auteur, des *melina* où il n'y a ni safran ni aerugo (4).

Tout en admettant l'opinion de Sichel, nous pensons qu'il a été peut-être trop affirmatif en écrivant : « Il ne « peut donc rester aucun doute à ce sujet : cette déno-« mination est *uniquement* puisée dans la couleur de « l'onguent. » Avant d'exposer son opinion, Sichel en avait réfuté deux autres. Nous lui abandonnons sans regret celle de Walch (5), qui regarde le *melinum* comme

(1) *Ibid.*, c. vi, p. 504.

(2) Περὶ συνθέσεως φαρμάκων τῶν κατὰ τόπους, l. IV, c. viii, p. 786 et 787 du t. XII.

(3) *Loc. cit.*, p. 20.

(4) Cf., entre autres, des collyres formulés par Galien : Περὶ συνθέσεως φαρμάκων τῶν κατὰ γένη, l. II, c. vii, p. 505 et suiv. du t. XIII. — Dans un des collyres indiqués par Sichel comme devant leur couleur et leur nom *melinum* au safran, cette plante entre pour une si petite quantité qu'on ne s'explique guère comment sa couleur aurait pu dominer; les ingrédients de ce collyre y figurent dans les proportions suivantes : « *Cadmia*, drach. XVI, *cerussa lota*, drach. VIII, *crocus*, drach. IV seulement, etc. »

(5) Walch, *Antiquitates medicae selectae*, Iena, 1772, p. 55, cité par Sichel, *loc. cit.* Walch s'appuie sur deux textes de Pline : l'un (H.N. XIII, ii, 2, 6 et XXIII, liv, 3) mentionne

un onguent préparé avec des coings. Mais il est une autre hypothèse que Sichel expose et réfute en ces termes : « Saxe (*Epistola... de... ocularii gemma...*, Tra-« jecti ad Rhen., 1774, in-8°, p. 29), et, d'après lui, « Tôchon (p. 18) le font dériver de l'alun de l'île de « Mélos, dans la mer Égée. Ils s'appuient sur un passage « de Pline (l. XXXV, c. LII) : « Le meilleur alun est celui « qui est appelé Melinum, de l'île de Mélos. Il réprime « les granulations des yeux (*oculorum scabritias exte-*« *nuat* (1). » — Mais sur les quatre cachets, le mot *meli-*« *num* se trouve deux fois seul, une fois avec l'épithète « *delacrymatorium*, une seconde fois avec les mots *ad* « *claritatem*, jamais avec les mots *ad aspritudines* ou « *ad scabritias* (2); et, dans les formules qu'en donne « Galien, il n'est pas question d'alun. Cette explication « est donc inadmissible (2). »

On peut faire bien des objections au passage de Sichel que nous venons de transcrire. De ce qu'on n'a pas trouvé sur les cachets un collyre *melinum ad sca-britias* ou *ad aspritudines*, on ne peut pas conclure avec

une huile de coing, nommée *melinum*, l'autre (*ibid.*) recommande l'usage des fleurs du coignassier contre les ophthalmies. Walch se trompe en traduisant par onguent le mot *unguentum*, qui, dans ce texte, signifie parfum.

(1) Voici le texte de Pline en entier : « *Optimum ex omnibus quod Melinum vocant ab insula Melo, ut diximus..... oculorum scabritias extenuat : combustum utilius epiphoris inhibendis.* (H. N., XXXV, LII, 6). »

(2) Depuis Sichel, le nombre des collyres portant le nom *melinum* s'est beaucoup accru; aucun cependant ne fournit d'argument contre la démonstration de Sichel, sauf un peut-être sur lequel on lit *Melinum ad omnem dolorem.*

(3) Sichel, *op. cit.*, p. 19.

certitude qu'il n'en ait pas existé ; nous trouvons, sur
un bon nombre de cachets, le mot *melinum* sans indication de maladies. Pline affirme, en effet, que l'alun
quod Melinum vocant ab insula Melo… oculorum scabri-
tias extenuat… utilius est epiphoris inhibendis; mais il
ne dit pas que cela : « Tous les aluns, ajoute-t-il, sont
efficaces contre les affections des yeux, parce qu'ils
sont astringents : — *Summa omnium generum vis in*
astringendo… ob id oculorum vitiis aptissima sunt (1). »
Et plus loin : « Dans toutes les maladies, on regarde
comme plus efficace l'alun de Mélos : « *Ad omnia quae*
in ceteris generibus diximus, efficacius intelligitur ex
Melo advectum (2). » On voit que l'alun n'était pas employé seulement contre les *epiphorae* ou les *scabritiae*,
mais, d'une manière générale, contre les affections de
la vue, *oculorum vitia*, ce qui, d'ailleurs, concorde
assez bien avec une des inscriptions de la pierre de
Cirencester (3), inconnue à Sichel :

MINERVALIS MELINV
AD OMNEM DOLOREM

Minervalis melinu(m) ad omnem dolorem.

L'alun *Melinum* étant, au témoignage de Pline, le
plus efficace dans les préparations médicales, il n'est
pas surprenant que les pharmacopoles l'aient désigné
sous ce nom. Est-ce que, de nos jours, la gomme n'est

(1) H. N., XXXV, LII, 6.
(2) Id., *ibid.*, 8.
(3) Grotefend, n° 73, C. I. L., t. VII, n° 1315, J. Y. Simpson, *Archaeological essays,* t. II, figure XI, en regard de la
p. 280, et p. 291 et suiv.

pas qualifiée *Arabique* par tous les marchands, et l'eau-
de-vie toujours décorée du nom de *Cognac* ?

Enfin l'île de Mélos fournissait, outre l'alun, une
terre renommée, qu'on appelait Μηλὶς ou Μηλία γῆ ; les
Latins la nommaient *Melinum* (1). Déjà nous avons eu
occasion de parler de certaines terres employées par
les médecins anciens : terre de Lemnos, de Samos, de
Chio, de Cimoli, d'Érétrie, de Sélinonte, etc. (2). Il en
était de même pour la terre de Mélos. Comme celle de
Sinope, elle servait à la fois aux peintres et aux médecins. On en recueillait aussi à Samos, mais de qualité
inférieure : « *Melinum candidum est, optimum in Melo
insula; in Samo quoque nascitur* (3). » Ses propriétés
médicales étaient semblables à celles de la terre d'Érétrie : « *In medicina eumdem usum habet quam Eretria
creta* (4). » Son prix était peu élevé; elle ne coûtait
qu'un sesterce (fr. 0,21) la livre (5).

(1) Pline, H. N., XXXV, xix, 1.

(2) Sur les terres employées en médecine cf. Dioscorides,
Περὶ ὕλης ἰατρικῆς, l. V, c. clxix-clxxx, p. 821-827 du t. I;
Pline, H. N., XXXV, liii-lix ; Galenus, Περὶ τῆς τῶν ἁπλῶν..,
l. I, c. i, 2-4, p. 168-192 du t. XII; Oribasius, *Medicinalium
collectorum*, l. XV, col. 512-513.

(3) Pline, *loc. cit.* — Saumaise pense que Pline a emprunté
ce renseignement « *in Samo quoque nascitur* » à Théophraste,
mais en se trompant sur le sens d'une phrase où l'auteur
grec dit simplement qu'on recueillait plusieurs espèces de
terres dans différentes îles, par exemple à Pharos, à Mélos,
à Samos. Claudii Salmasii *Plinianæ exercitationes in C. Julii
Solini polyhistora*, 2 vol. in-fol., Trajecti ad Rhenum, 1689,
t. I, p. 181-182.

(4) Id., *ibid.*

(5) Id., *ibid.*

Nous avons vu, par un texte cité plus haut, l'étroite parenté qui existait entre les *collyria viridia* et les *melina;* or Dioscorides dit que la terre *Melinum* « *emplastris viridibus efficaciter inseritur* (1) ». Le même auteur expose ainsi qu'il suit les propriétés de cette terre : « *Vim habet aluminosam, sed potius remissiorem, id quod et gustu deprehenditur. Leviter quoque linguam tactu siccat. Corpus mundum, ac probe coloratum reddit; pilos extenuat; vitiligines ac lepras exterit* (2). » Pline, comme nous l'avons dit, lui attribue les mêmes propriétés qu'à la terre d'Érétrie, qui « *vim habet astringentem, refrigerantem, modiceque mollientem, cava itidem explet, vulneraque cruenta glutinat* (3). » On voit que, par ses vertus, la terre *Melinum* était très-propre à entrer dans la composition des collyres pour les yeux.

Pour conclure, nous reconnaissons qu'une classe nombreuse de médicaments étaient appelés *melina.*

Il suffit, pour s'en convaincre, de feuilleter Galien; cet auteur, comme nous l'avons vu, fait mention de trois *collyria melina* pour les yeux : *melinum atarachum, melinum Lucii, melinum delicatum.* Les *emplastra melina* sont en plus grand nombre : Andromachus en a composé quatorze (4), et Galien donne la formule de onze d'entre eux (5). Nous lisons, dans le même auteur, les

(1) Περὶ ὕλης ἰατρικῆς, l. V, c. CLXXIX, p. 826 du t. I.

(2) *Ibid.*, p. 825-826; cf. Oribasius, l. XIII, col. 452 F-G.

(3) Id., *ibid.*, c. CLXX, p. 822; cf. Oribasius, *Medicinalium collectorum*, l. XV, col. 513 A, et Pline, H. N., XXXV, XXI.

(4) Galien, Περὶ συνθέσεως φαρμάκων τῶν κατὰ γένη, l. II, c. VI, p. 504 du t. XII.

(5) *Ibid.*, c. VII, p. 505.

formules d'*emplastra melina Diophantis* (1), Salome (2),
Heraclidis (3), Menoeti (4), Serapionis (5), Hérae (6),
Critonis (7), etc... Ils empruntaient ce nom à leur cou-
leur, comme l'a démontré Sichel.

Il serait possible aussi que d'autres dussent ce
nom à l'alun ou à la terre *Melinum* qui entrait dans
leur composition; aucun texte, il est vrai, ne nous
en fournit la preuve certaine; mais combien de
collyres mentionnés sur les cachets dont le nom n'a
pas été retrouvé dans les auteurs! En tout cas, il
était intéressant de rapprocher notre collyre des substances du même nom employées par les médecins
anciens.

Nous avons indiqué déjà (notre n° III, tranche I, § 2,
p. 23 et suiv.) les cachets sur lesquels se rencontre ce
collyre; quelques erreurs de ponctuation, dans une de
nos notes précédentes, rendant, à cet endroit, les
recherches difficiles, nous y reviendrons ici.

Le collyre *melinum*, *maelinum*, *mellinum*, μήλινον,
est mentionné sur quatorze cachets : sept fois sans
indication de maladie (8), une fois *ad clarita-*

---

(1) *Ibid.*, p. 507.
(2) *Ibid.*
(3) *Ibid.*
(4) *Ibid.*, c. viii, p. 509.
(5) *Ibid.*, c. ix, p. 509.
(6) *Ibid.*, c. x, p. 511.
(7) *Ibid.*, c. xi, p. 515.
(8) Caylus, t. I, p. 226, Brambach, C. I. R., n° 75, Grotefend, n° 94; Tôchon, n° 17 et pl. I, fig. 4, Grotefend,
n° 105; Grotefend, *Bullettino dell' Instituto archeol. rom.*,
1868, p. 104, d'après une lettre de Borghesi à M. Henzen,

tem (1), une fois *ad claritatem et caliginem* (2), une fois *ad omnem dolorem* (3); il est accompagné des mots *delacrimatorium* (4), *delacrimatorium ex emendato pulvere* (5), *delacrimatorium oper.* (6), enfin on connaît un collyre *c[h]r[y]somaelinum* (7).

XVI.

CACHET DE CAMPANUS.

Sens (Yonne).

Ce cachet, trouvé dans le sable de la rivière d'Yonne, à Sens même, fait partie de la collection de M. G. Jul-

Klein, n° 122; Héron de Villefosse, *Bulletin de la Société des Antiquaires de France*, 1879, p. 87 et suiv , notre n° III; C. I. L., t. VII, n° 1309, Klein, n° 118; Raffaele de Minicis, *Le iscrizione Fermane antiche e moderne*, p. 221, n° 668, Klein, n° 123, V. Poggi, *Sigilli antichi*, tav. XI, n° 173; le cachet d'Entrains que nous publions ici.

(1) Caylus, t. I, p. 227, Tôchon, n° 4, Grotefend, n° 48, C. I. L., t. VII, n° 1311.

(2) Saint-Mémin, *Mémoires de la Commission des antiquités du département de la Côte-d'Or,* t. II (1842-46), p. 188, Grotefend, n° 6.

(3) Grotefend, n° 73, C. I. L.,t. VII, n° 1316.

(4) Caylus, t. I. p. 230, Tôchon, n° 11, Grotefend, n° 88.

(5) Castan, *Mémoires de la Société d'émulation du Doubs,* 4° série, t. III (1868), p. 33, Klein, n° 113.

(6) Duvernoy, *Notice sur le pays de Montbéliard*, pl. XI b.

(7) Grotefend, n° 53, C. I. L., t. VII, n° 1318.

liot, professeur au lycée de cette ville, qui a bien voulu nous en donner les empreintes.

C'est un schiste ardoisier, verdâtre, de forme rectangulaire, mesurant, en longueur : 0ᵐ039, en largeur, 0ᵐ011, en épaisseur, 0ᵐ004. Une seule des tranches est gravée.

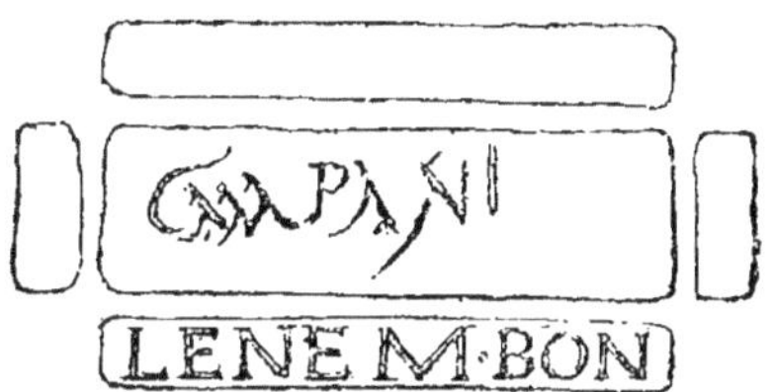

Il a été récemment publié par M. Julliot (1).

TRANSCRIPTION.

LENEM · BON

Lene m(edicamentum) bon(um).

Sur un des plats on lit le mot *CAMPANI*, tracé à la pointe en caractères cursifs. Ce nom, au génitif, est sans doute celui du possesseur du cachet ou de l'inventeur du collyre mentionné sur la tranche.

LENE MEDICAMENTVM BONVM. — Grotefend, au sujet d'une inscription analogue (2), se demande s'il ne faudrait pas lire *lenem(entum)* pour *lenimentum;* il adopte toutefois la lecture que nous donnons ici après lui. En

(1) *Deux cachets d'oculistes trouvés à Sens (Yonne),* dans la *Revue des Sociétés savantes,* 1881, 7ᵐᵉ série, t. IV, p. 223 et suiv.

(2) Nᵒ 10, p. 26.

effet, lorsque les médecins anciens veulent parler d'un adoucissant, ils emploient presque toujours l'adjectif *lene* seul (1) ou avec les mots *medicamentum* (2), *collyrium* (3), *emplastrum* (4); ils se servent très-rarement, à notre connaissance du moins, du mot *lenimentum*. Le sens du mot *lene* se comprend de lui-même. Aetius expose ainsi qu'il suit les propriétés spéciales de cette classe de médicaments : « *Leniora medicamenta semper sunt inflammatis partibus accommodatiora; verum debiliora quam ut, depulsa inflammatione, ad perfectam sanitatem perducere queant* (5). Ce texte est confirmé par les cachets où les collyres qualifiés *lenia* sont généralement employés *ad impetum* et non *post impetum*, si l'on excepte toutefois le cachet de Trèves, sur lequel est mentionné un *penicillum lene post impetum* (6). Nous avons sur deux cachets, l'un de Brumath, l'autre de Paris (?), un *album lene medicamentum* (7); les mêmes mots se trouvent associés dans un chapitre d'Aetius, intitulé : *De lenibus ac albis collyriis* (8).

Certains collyres étaient adoucissants par la nature des ingrédients qui entraient dans leur composition, d'autres par les substances à l'aide desquelles on les

---

(1) Celse, *De medicina*, l. VI, c. vi, § 27.

(2) Id., *ibid.*, § 8, 11, 13, 14, 15, 16. Aetius, *Tetrabiblos* I, sermo II, c. xiv, col. 67 B.

(3) Aetius, *Tetrabiblos* II, sermo III, c. ciii, col. 349 C.

(4) Celse, *De medicina*, l. V, c. xix, § 25-28.

(5) *Tetrabiblos* I, sermo II, c. xiv, col. 67 B.

(6) *Bonner Iahrbücher*, LVII, 1876, p. 200-201.

(7) Grotefend, n° 10, et n° 31, d'après une restitution probable de Grotefend.

(8) *Tetrabiblos* II, sermo III, c. civ, col. 350 B.

appliquait. Nous avons eu occasion de citer (1), d'après un cachet qui était conservé, en 1767, dans le cabinet des jésuites de Lyon, un collyre adoucissant si on l'emploie avec du blanc d'œuf, *lene ex ovo*, mordant avec de l'eau, *acre ex aqua;* nous avons donné, à cette occasion, la liste des collyres *ex ovo*. Le lait était employé au même usage. Galien confirme les indications fournies par les cachets sur ce point : « *Lenitivos autem liquores dixi ovi candidum et fenigraeci decoctum et ad haec amplius ipsum lac, in quo providum esse convenit ut juvenculae simulque boni succi faeminae existat, uberibus ipsius in cotem, in qua collyrium teritur, expressis, quo calidum adhuc oculis infundatur* (2). »

Le mot *lene* se rencontre trente-trois fois sur les cachets, seul, avec indication de maladie, associé au mot *m(edicamentum)* ou à des noms de collyres, avec les formules *ex ovo* ou *e lacte muliebri;* il n'est pas associé moins de treize fois au collyre penicillum : *lene* (3); *lene ad omnem lippitudinem* (4); *album lene medicamentum ad impetum lippitudinis* (5); [*albu*]m (?) *lene medicamentum ad lippitudinem oculorum* (6); *authe-*

(1) P. 172.

(2) Περὶ συνθέσεως φαρμάκων τῶν κατὰ τόπους, l. IV, c. III, p. 712 du t. XII.

(3) Sichel, *N. R.*, p. 114, n° 95, Grotefend, n° 28; Grotefend, n° 85, Desjardins, *Mon. de Bavai*, p. 86 et pl. VI, fig. 2 (Grotefend ne lit pas *lene*); Schuermans, *Revue archéol.*, 1867, t. XVI, p. 75, Klein, n° 119; Klein, n° 123, V. Poggi, *Sigilli antichi*, tav. XI, n° 173.

(4) Tôchon, n° 19, Orelli, n° 4233, Grotefend, n° 65.

(5) Brambach, *C. I. R.*, n° 1901, Grotefend, n° 10.

(6) Duchalais, p. 188 en note, Grotefend, n° 31 ([*albu*]m est une restitution de Grotefend).

merum lene (1); *authemerum lene ex ovo* (2); *diaceratos lene* (?) (3); *diasmyrnes lene* (4); *lene herbidum* (5); *lene hygia* (6); *lene medicamentum ad impetum* (7); *lene medicamentum bonum* (8); *lene e muliebri lacte* (?) (9); *lene penicillum* (10); *lene penicillum ad impetum lippitudinis e lacte* (11); *penicillum lene ad impetum lippitudinis ex ovo* (12); *penicillum lene ad lippitudinem* (13); *penicil-*

(1) Héron de Villefosse, *Bulletin des antiquaires de France*, 1879, p. 207, Thédenat, *Revue archéol.*, septembre 1879, notre n° IV (p. 38 et suiv.).

(2) Grivaud de la Vincelle, *Recueil*, t. II, p. 286, Grotefend, n° 11, Wilmanns, *Exempla*, n° 2759.

(3) Caylus, t. 1, p. 229, Tôchon, n° 9, Sichel, *N. R.*, p. 109-110, n° 9, Grotefend, n° 89.

(4) Sichel, N. R., n° 91, p. 4 et 97, Grotefend, n° 80.

(5) Tôchon, n° 20, Grotefend, n° 52, Lambert, *Épigraphie du Calvados*, p. 36, pl. V, n° 4, Wilmanns, *Exempla*, n° 2760.

(6) Saint-Mémin, *Mémoires de la Commission des antiquités de la Côte-d'Or*, t. 1 (1838-41), pl. de la p. 365, Duchalais, p. 224, Grotefend, n° 72.

(7) Grotefend, n° 75, C. I. L., t. III, n° 6018; Caylus, t. 1, p. 232, pl. XC, fig. 2, Tôchon, n° 13, Grotefend, n° 104.

(8) Le cachet de Sens dont il est ici question.

(9) Tôchon, n° 20, Grotefend, n° 52, Lambert, *Épigraphie du Calvados*, p. 36, pl. V, n° 14, Wilmanns, *Exempla*, n° 2760.

(10) Rever, *Mémoire sur les ruines de Lillebonne*, appendice, p. 45 et 52, pl. IV, n° 2, Duchalais, p. 215, Grotefend, n° 64; Sichel, *Cinq cachets*, p. 12, Duchalais, p. 193, Grotefend, n° 77.

(11) Sichel, *N. R.*, p. 49, n° 71, Grotefend, n° 76.

(12) Sichel, *N. R.*, p. 86, n° 85, Grotefend, n° 20, Duvernoy, *Notice sur le pays de Montbéliard*, p. 74, pl. XI.

(13) Héron de Villefosse, *Bulletin des antiquaires de France*,

lum lene ad omnem lippitudinem (1); *penicillum lene ad omnem lippitudinem ex ovo* (2); *penicillum lene* (ou plutôt *penicillum emendatum*) *ex ovo* (3); *penicillum lene ex ovo* (4); *penicillum lene post impetum* (5); *lene rapidum* (6); *lene somnus* (7); *spongia lenis* (8).

1879, p. 207, Thédenat, *Revue archéologique,* septembre 1879, notre n° IV, p. 38; Thédenat, *Bulletin critique,* 1ᵉʳ août 1880, notre n° VI, p. 68.

(1) Tôchon, n° 28, Grivaud de la Vincelle, *Recueil,* pl. XXXVI, fig. 1, Orelli, n° 4234, Grotefend, n° 59.

(2) Brambach, C. I. R., n° 1297, Grotefend, n° 14, Wilmanns, *Exempla,* n° 2756.

(3) Sichel, *N. R.,* p. 25, n° 66, Grotefend, n° 39, Desjardins, *Revue archéologique,* avril 1873, p. 263, et *Monuments de Bavai,* p. 93. — La lecture PENICIL(*lum*) EM(*endatum*) EX Ovo nous est personnelle; elle nous paraît plus probable que la lecture PENICI(*llum*) LE[*n*](*e*), qui a été proposée par les précédents éditeurs.

(4) Duchalais, p. 228, Grotefend, n° 49, C. I. L., t. VII, n° 1312; Dʳ Rouget, *Bulletin de la Société d'agriculture,* *sciences et arts de Poligny,* juillet 1874, Castan, *Mémoires de la Société d'émulation du Doubs,* séance du 14 novembre 1874, Klein, n° 128.

(5) *Bonner Iahrbücher,* LVII, 1876, p. 200-201.

(6) Tôchon, n° 20, Grotefend, n° 52, Wilmanns, *Exempla,* n° 2760.

(7) *Ibid.*

(8) Boissieu, *Inscriptions antiques de Lyon,* p. 453, Grotefend, n° 15, Wilmanns, *Exempla,* n° 2757.

XVII.

CACHET DE SEX. ROMANIUS SYMFORUS.

Saint-Aubin-sur-Gaillon (Eure).

Nous publions ce cachet d'après deux moulages, dont l'un nous a été communiqué par M. Brianchon, membre de la Commission des antiquités de la Seine-Inférieure, et dont l'autre nous a été donné par M. G. Le Breton, conservateur du musée céramique de Rouen. Il a été trouvé au commencement du mois de mai 1865, par Mme Homberg, à Saint-Aubin-sur-Gaillon, dans les fouilles d'un hypocauste situé au milieu de sa propriété (1).

C'est une stéatite, d'un gris noirâtre, mesurant 0^m044 de longueur, sur 0^m043 de largeur et 0^m009 d'épaisseur. Les arêtes des plats sont très-légèrement rabattues en biseau ; une des quatre tranches est anépigraphe. Ce monument est conservé dans le cabinet de M. Paul Baudry, à Rouen.

Les deux O du mot *diarhodon* sur la tranche 1, et les O des mots *Rom.* et *Symphori* sur les tranches 2 et 3 sont de plus petites dimensions que les autres lettres. Sur la tranche 3, les deux premières lettres de chacune des deux lignes ont été emportées par une cassure, mais on peut les restituer avec certitude. Toutes les lignes

(1) Sur les fouilles de cet hypocauste, voir la *Revue de la Normandie,* 1864. Cet hypocauste avait été découvert à une époque antérieure.

sont réglées ; la dimension des lettres varie d'une tranche à l'autre.

Ce cachet a été publié par M. Baudry (1) et par Grotefend (2).

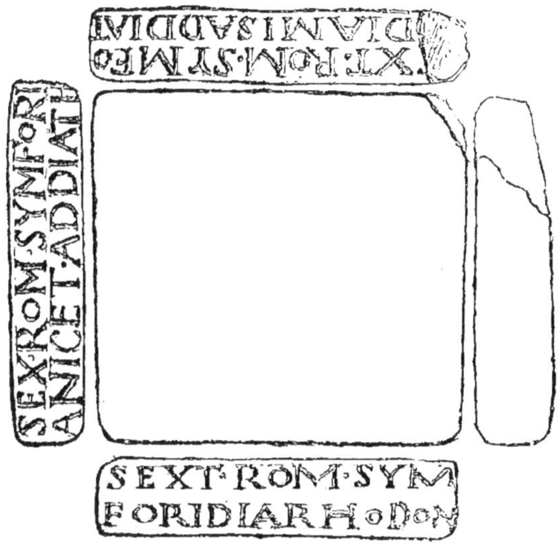

TRANSCRIPTION.

1°   SEXT · ROM · SYM
FORIDIARHODON

Sext(i) Rom(anii) Symfori diarhodon.

(1) *Bulletin monumental*, t. XXXII, p. 39 ; *Cachet sigillaire dit cachet d'oculiste*, trouvé à Saint-Aubin-sur-Gaillon, Rouen, in-12, p. 12. — Il a été également publié dans une revue anglaise.

(2) Grotefend, n° 86 ; cf. A. de Lérue, *La collection de M. Paul Baudry*, Rouen, 1877, in-16, p. 17 (extrait du *Nouvelliste de Rouen* des 14 et 15 janvier 1877).

2°   SEX · ROM · SYMFORI
         ANICET · ADDIATH

Sex(ti) Rom(anii) Symfori anicet(um) ad diath(eses).

3°   *se*XT · ROM · SYMFO
         ri · DIAMISADDIAT

[Se]xt(i) Rom(anii) Symfo[ri] diamis(us) ad diat(heses).

TRADUCTION.

1° Collyre diarhodon (à la rose) de Sex. Romanius Symforus.

2° Collyre anicetum (invincible) de Sex. Romanius Symforus, contre les diatheses.

3° Collyre diamisus (au misy) de Sex. Romanius Symforus, contre les diatheses.

I. — SEXT(I) ROM(ANII) SYMFORI DIARHODON.

1° SEX. ROMANIVS SYMFORVS. — Grotefend a lu *Romilius*, parce que les lettres ROM étant l'abréviation de la tribu Romilia, il lui paraissait plus naturel de les regarder aussi comme l'abréviation du gentilicium Romilius. Nous avons préféré lire *Romanius;* ce nom est plus fréquent que le nom *Romilius*, et existe sur deux autres cachets (1).

2° DIARHODON. — Sur le collyre *diarhodon* cf. notre n° II, tranche II (p. 18-19), et notre n° XI, tranche I (p. 118).

(1) Grotefend, n°s 84 b, 85.

II. — SEX(TI) ROM(ANII) SYMFORI ANICET(VM) AD DIA-
TH(ESES).

1° ANICETVM. — *Anicetum* est la transcription latine
du mot grec ἀνίκητον. C'est un de ces noms emphatiques
dont nous avons eu déjà l'occasion de parler plusieurs
fois. *Collyrium anicetum* signifie donc *collyre invincible.*
Grotefend (1) renvoie à un texte d'Oribase (2) donnant
la formule d'un collyre ἀνίκητον, et à un collyre que
Galien (3) et, d'après lui, Aetius (4), appellent ἀνίκητος
ἀστήρ.

Nous compléterons ces indications en citant quelques
autres textes : Paulus Aegineta (5) donne la formule
d'un *emplastrum anicetum;* Aetius (6) a intitulé un de
ses chapitres, emprunté à Criton : *De emplastro aniceto;*
il s'exprime en ces termes : « *Emplastrum anicetum, id
est insuperabile appellatum, in multo nobis usu est. Attra-
hit, rumpit, expurgat, glutinat, pus per splenium educit.
Collyrium ex eo in sinus inditur.* » Nicolaus Myrepsus
mentionne deux médicaments appelés, l'un et l'autre,
« *pastillus anicetos, id est insuperabilis* (7). » Le même

(1) N° 29 b.

(2) *Synopseos,* l. IV, *de collyriis,* col. 51 F : « *Collyrium
ad carbunculos aptum, quod* ἀνίκητον *nominatur.* »

(3) Περὶ συνθέσεως φαρμάκων τῶν κατὰ τόπους, l. IV, c. VII,
p. 764 du t. XII.

(4) II, 3, 100 (d'après Grotefend); nous n'avons pu retrouver à l'endroit indiqué le texte cité par Grotefend.

(5) *De re medica,* l. VII, c. XVII, col. 679 A-B.

(6) *Tetrabiblos* IV, sermo III, c. XVI : *De emplastro aniceto
Critonis,* col. 766 F-H et 767 A-D.

(7) *De pastillis,* sectio XLI, c. XIII, col. 785 A-C, et c. XL,
col. 788 A.

auteur célèbre les vertus extraordinaires d'un *antidotus acharistos;* ce médicament est tellement efficace « *ut aliud facultate huic par non sit,* » « Mais, ajoute le « prudent médecin, gardez-vous bien de le livrer avant « de vous être fait payer; le malade serait vite guéri, « et, une fois guéri, le malade est ingrat; aussi ce « remède est appelé *acharistos,* c'est-à-dire *sine gra-* « *tia* (1). » Suit la formule, puis une phrase où ce même médicament est qualifié : ἀνίκητος, *invincibilis.* Leonardus Fuchsius, traducteur de Nicolaus Myrepsus dans l'édition Étienne, commente ainsi ce mot : « Ἀνίκητος, *id est invincibilis, ab efficacia et victoria quam de affectu morbove victo ac superato refert, dicitur* (2). Nous avons indiqué tout à l'heure un chapitre emprunté à Criton par Aetius; Galien cite également ce passage (3), dans lequel nous trouvons des renseignements sur le sens du mot ἀνίκητος : « *Aniceton in usu nobis est, utile ad omnia..... Licet..... alio uti, sed ipsi soli fidere..... Vocatum autem est* ἀνίκητον *propter miranda et multa ipsius opera.* » *Collyrium anicetum* signifie donc : collyre qui triomphe de toutes les maladies. Ces mots pourraient aussi se traduire : collyre qu'aucun autre ne peut surpasser. Les textes cités plus haut : *aliud huic facultate par non est, — licet alio uti... ipsi soli fidere,* rendent cette interprétation vraisemblable. Le mot ἀνίκητος aurait alors le même sens que les mots ᾧ οὐδὲν ἴσον appliqués par Galien (4) au collyre Πρωτεύς.

(1) *De antidotis,* sectio I, c. viii, col. 358 B-F.

(2) *Ibid.,* F.

(3) Περὶ συνθέσεως φαρμάκων τῶν κατὰ γένη, l. VI, c. II, p. 877-879 du t. XIII.

(4) Περὶ συνθέσεως φαρμάκων τῶν κατὰ τόπους, l. IV, c. viii, p. 787 du t. XII.

Le collyre *anicetum* se trouve sur quatre cachets :
deux fois seul (1), une fois *ad aspritudines* (2) et une
fois *ad diatheses* (3).

2° DIATHESES. — Sur cette maladie cf. notre n° XIV,
tranche I, § 3 (p. 162 et suiv.).

III. — [SE]XT(I) ROM(ANII) SYMFO[RI] DIAMIS(VS) AD DIA-T(HESES).

1° DIAMISVS. — Sur le collyre *diamisus* cf. notre
n° XIV, tranche I, § 2 (p. 159 et suiv.).

2° DIATHESES. — Cf. notre n° XIV, tranche I, § 3
(p. 162 et suiv.).

XVIII.

CACHET ANONYME INÉDIT.

Grézin (Puy-de-Dôme).

Notre confrère et ami, M. Augustin Chassaing, juge
au tribunal du Puy (Haute-Loire), nous a communiqué
la gravure insérée ci-dessous. Il a bien voulu accom-
pagner son envoi de la note suivante :

« Ce cachet, en serpentine verdâtre, a été découvert,
« en 1865, dans un champ dépendant du domaine de
« Grézin, commune du Broc, canton et arrondissement

(1) Grotefend, n° 100, C. I. L., t. VII, n° 1320; Rochambeau, *Bulletin de la Société des antiquaires de France*, 1879,
p. 235 et *Revue archéologique*, mars 1880, p. 178, Ern. Desjardins, *Revue médicale*, 1880, p. 72.

(2) Grotefend, n° 29 b.

(3) Le cachet auquel est consacré ce chapitre.

« d'Issoire (Puy-de-Dôme). Ce domaine s'étend dans la
« plaine, à environ trois kilomètres d'Issoire, sur le
« bord de la route nationale, entre Issoire et Saint-
« Germain-Lembron. On y a trouvé à diverses reprises
« des antiquités romaines.

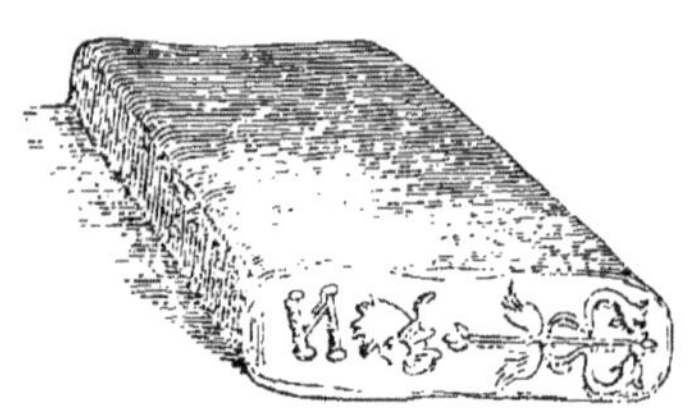

« Ce cachet a été recueilli avec des tuiles romaines,
« des fragments de poterie rouge et d'autres débris
« antiques. Le propriétaire était un habitant d'Issoire,
« qui montra ces débris et donna ce cachet à mon
« cousin, feu Michel Chassaing, juge à Brioude. Mon
« cousin me le confia pendant plusieurs années, et
« c'est alors que je fis graver le bois que je vous
« envoie. Depuis, dans un voyage au Puy, il me le
« réclama et je le lui rendis. Il m'a dit plus tard l'avoir
« donné à M. Feuardent, des mains duquel il a passé
« en celles de M. le commandant Robert Mowat. »

M. A. Chassaing ajoute à sa note d'autres renseignements, desquels il résulte que le dessin a été exécuté
aux dimensions de l'original. Le cachet de Grézin est
donc oblong, un peu plus long que large, mesurant
d'un côté 0ᵐ027, de l'autre 0ᵐ021 ; son épaisseur est de
0ᵐ008 du côté de la tranche gravée. Cette tranche ne
porte qu'une seule lettre, un N, à la suite de laquelle
est figurée une bourse (?), puis un caducée. Ce N, comme
on peut le constater sur le bois ci-joint, est terminé à

chacune de ses extrémités par de petites boules; il ressemble ainsi au N qu'on voit quelquefois gravé sur les abraxas (1). Ni sur les plats, ni sur les autres tranches, il n'existe d'autre représentation ou légende (2). Nous avons signalé plus haut une reproduction de ce cachet, appartenant à M. Cohendy, de Clermont-Ferrand (3).

Rien ne permet d'affirmer que le cachet de Grézin soit un cachet d'oculiste. Nous avons cru cependant devoir le faire connaître et l'insérer ici, parce qu'il rentre, par sa forme et par sa matière, dans la série que nous étudions (4). Le caducée est l'emblème du commerce; il est donc probable que ce cachet servait à

(1) Voir, par exemple, Mich. Ang. Caus. de la Chausse, *Le gemme antiche figurate*, pl. 139. Sur les cachets et sur beaucoup d'autres monuments antiques de petite dimension, les lettres sont souvent gravées de cette façon, avec de petites boules aux angles.

(2) Grézin, où ce cachet a été découvert, était, au moyen âge, un prieuré dépendant de l'abbaye de la Chaise-Dieu. La première forme de son nom qui apparaît est la forme diminutive, phénomène qui se reproduit souvent dans les noms de lieux : *Villa quae dicitur Crisinolis, in vicaria Antoniense*, xie siècle, charte 180; *Grazin*, fin du xie siècle, charte 834. *Cartulaire de Sauxillanges*, édit. H. Doniol, Clermont-Ferrand, 1864, in-4 (Note de M. A. Chassaing).

(3) P. 13, note 4. Ajoutons que M. Cohendy ne possède pas la reproduction complète du monument; il n'a, en galvanoplastie, que la tranche inscrite, la seule intéressante, de sorte que, n'étant pas avertis de ce détail, nous avions cru avoir sous les yeux le fac-similé d'un cachet en forme de lame assez mince. On voit par le bois ci-joint que le monument est de forme rectangulaire.

(4) Voir ce que nous avons dit plus haut, p. 83, note 3, au sujet du cachet de Pérouse.

estampiller des produits sortis d'une officine. Or les
commerçants ou les industriels se servaient ordinairement de cachets en bronze pour marquer ce qui prove-
nait de leurs fabriques. Cependant les cachets en pierre
dure paraissent avoir été réservés aux débitants de
denrées alimentaires ou pharmaceutiques. On conçoit,
en effet, que le contact du métal pouvait, dans certains
cas, nuire à la composition d'un remède ou d'un collyre
solide. Nous mêmes n'avons-nous pas une répulsion
très-justifiée pour les aliments qui ont été en contact
avec du cuivre, et ne voyons-nous pas, de nos jours,
les pharmaciens employer constamment des mortiers
de pierre ou de marbre, et éviter avec soin, dans leurs
manipulations, l'usage d'instruments en bronze ou en
cuivre? Cette remarque nous fournit un argument de
plus pour maintenir ce cachet à la place que nous lui
avons assignée.

CORRECTIONS ET ADDITIONS

Page 7, ligne 17, ajoutez : 4°.

Page 8, ligne 17, ajoutez : Dans les fouilles si fructueuses qu'il a faites à Lezoux (Puy-de-Dôme), M. le docteur Plicque a trouvé un fragment de poterie portant la marque TITTIVS FE-*Tittius fc(cit)*. Lezoux est situé dans la même région que les Martres d'Artières et Marclop.

Page 12, ligne 12, au lieu de : CHALAZOS, lisez : CHALAZOS(IN).

Page 12, ligne 13, — — — CHALAZOSIS.

Page 13, ligne 32 : voyez le dessin que nous avons donné de ce cachet, p. 199, sous le n° XVIII.

Page 17, note 2, au lieu de : *rhenarum*, lisez : *rhenanarum*.

Page 18, ligne 6, au lieu de : III, lisez : II.

Page 18, note 7, lisez : *antérieurement*.

Page 18, note 9, au lieu de : 1870, lisez : 1876.

Page 19, note 9, au lieu de : τοπούς, lisez : τόπους.

Page 19, note 9, au lieu de : Σαμίας, lisez : Σαμίας.

Page 21, note 1, ligne 5, ajoutez : Rever, *Mémoire sur les ruines de Lillebonne*, appendice, p. 41 et pl. IV, n° 4.

Page 23, ligne 18, ajoutez : Une curieuse bague byzantine, en or, qui faisait partie de la collection Benjamin Fillon (*Catalogue*, 1882, n° 38), porte sur les pans du chaton une invocation, en grec, aux saints Cosme et Damien. Le centre du chaton contient en outre un monogramme qui servait de cachet et qui paraît renfermer les éléments du

nom **ΤΡΥΦΩΝ**. C'est le nom du propriétaire de la bague,
qui était probablement médecin, à en juger par les saints
patrons Cosme et Damien sous la protection desquels il se
place. Ce qui peut appuyer encore cette hypothèse c'est
que dans l'antiquité le nom de Tryphon a été porté par
plusieurs médecins célèbres (Celse, VI, 5; Galien, t. V,
p. 898; t. XII, p. 784, 843; t. XIII, p. 246, 253, 745; Scribonius Largus, col. 228 B-D; Caelius Aurelianus, *Morb.
chron.*, l. I, c. 4, p. 71, édit. Haller) et qu'il dût rester fort
en honneur dans la corporation. Sur un cachet, découvert
à Collanges (Puy-de-Dôme), que nous avons signalé p. 13,
note 4, l'oculiste porte le cognomen *Tryfon.*

Page 28, ligne 8, au lieu de : *ἁρμάτιον*, lisez : *ἁρμάτιον*.

Page 28, note 1, lisez : *Tetrabiblos.*

Page 29 à 31 : Dans un article intitulé : *Notes on some ancient
greek medical vases for containing lykion; and on the modern
use of the same drug in India,* le docteur J. Y. Simpson a
publié les dessins de quatre de ces petits vases : celui
d'Héracleios, ceux de Jason, celui de Paramousaios. Ce
dernier est orné d'un trépied qui apparaît en relief sur la
panse du vase, du côté opposé à l'inscription dont Simpson publie également le fac similé. Il donne ensuite sur le
lycium des renseignements intéressants et constate que ce
remède est encore employé dans les Indes, avec succès,
contre les inflammations des yeux. Le mémoire de Simpson a paru pour la première fois dans le *Monthly Journal
of medical science,* january, 1853; il a été reproduit dans
ses *Archaeological essays,* t. II, p. 185 à 195, avec une
bonne planche.

Un petit vase trouvé à Cumes dans un tombeau et publié par
Minervini (*Bullettino archeologico Napoletano,* 1843-1844,
p. 20 à 23, tav. I, n. 1-2) porte l'inscription suivante, en
caractères grecs archaïques : ΤΑΤΑΙΗΣ ΕΜΙ Λ∥ΗΚΥΘΟΣ·
ΗΟΣ·Δ'ΑΝΜΕ ΚΛΕΥ∥Ηι ΘΥΦΛΟΣ ΕΣΤΑΙ = *ego sum unguen-
tarium Tataiae; qui me furatus fuerit caecus erit.* Cette formule peut faire supposer que ce petit vase contenait un

collyre pour les yeux ou un cosmétique pour les sourcils qui, au lieu de produire son effet salutaire, aurait aveuglé le voleur en punition de sa faute, à moins qu'il ne faille voir dans ce texte une des imprécations usitées contre les violateurs des tombeaux.

Page 34, note 1. Le passage auquel nous renvoyons à la fin de cette note est curieux. Il y est dit que Paccius Antiochus, *auditor Philenidis Catinensis*, mettait le plus grand soin à tenir secrète la formule d'un médicament qu'il composait *ad universa corporis vitia, maxime lateris, et ad podagram*, et avec lequel il acquit une grande fortune. Il en livra le secret dans une lettre adressée, pour lui être remise après sa mort, à l'empereur Tibère ; celui-ci fit déposer l'écrit dans les bibliothèques publiques, où les médecins en prirent connaissance. Paccius n'en était pas l'inventeur, mais une longue étude lui avait appris à l'administrer de telle sorte qu'il en obtenait des résultats merveilleux (cf. aussi Marcellus, *De med.*, c. XX, col. 324 F-G).

Page 34, lignes 3 et 5, au lieu de : gravée, lisez : imprimée.

Page 44, ligne 20, au lieu de : *Marcellus*, lisez : *Martinus*.

Page 47, ligne 10, au lieu de : *Filionanus*, lisez : *Filonianus*.

Page 48, note 5, au lieu de : p. 252, lisez : p. 453.

Page 50, ligne 9, ajoutez : Les éponges étaient soumises à un droit de douane; cf. Héron de Villefosse, *Le tarif de Zraïa*, p. 16, n° 19.

Page 55, note 2, au lieu de : n°s 31 à 381, lisez : n°s 31 à 38.

Page 55, note 2, ligne 6, au lieu de : p. 130, lisez : p. 120.

— Sur le nom *Magillius*, cf. d'Arbois de Jubainville, *Études grammaticales sur les langues celtiques*, p. 2, le gaulois *Magalos*.

Page 65, ligne 7, ajoutez : *ad omne vitium(?) oculorum(?) ex ovo* (Grotefend, n° 23, C. I. L., t. VII, n° 1308, avec une bibliographie étendue, Th. Wright, *Uriconium, a historical account of the ancient Roman city*, p. 175).

Page 89, note 2, au lieu de : *et sepolcri*, lisez : *e sepolcri*.

Page 106, ligne 5. Il faut ajouter aux cachets de Sens, Trèves et the Ballast-Hole, celui qui était conservé en 1767 dans le cabinet des Jésuites de Lyon, où l'abbé de Tersan en copia les inscriptions et en prit les dimensions et la figure. Il est reproduit par Grivaud de la Vincelle (*Recueil*, t. II, p. 286, pl. XXXVI, n° 2). Sur les biseaux on lit les premières lettres des noms des remèdes inscrits sur les tranches correspondantes : CR-crocodes, AV-authemerum, CH-chelidonium, ST-stactum.

Page 113, ligne 10, au lieu de : SSƆ, lisez : ƨƨƆ.

Page 119, note 1, lisez : Wilmanns.

Page 119, note 10, supprimez le mot : Klein.

Page 122, note 5, supprimez le mot : Klein.

Page 132, ligne 26, ajoutez : « *Reponitur medicamentum vase vitreo, sub signaculo* (Marcellus, *De medicamentis*, c. XX, col. 327 A). »

Page 148, ligne 2, ajoutez : Mongez, dans son mémoire *sur deux inscriptions latines et sur l'opobalsamum* (*Mémoires de l'Institut national des sciences et des arts, littérature et beaux-arts*, t. III, an IX, p. 380 et suiv.) donne de curieux détails sur le baume à l'époque moderne. « Forskahl, dit-il, un « des savants naturalistes qui ont voyagé en Orient, vers « le milieu de ce siècle, par ordre du roi de Danemark, « a découvert ce précieux végétal dans l'Arabie heureuse. « On consomme la plus grande partie de sa résine dans « le pays; le reste est envoyé à Constantinople, d'où le « grand-seigneur en distribue quelques onces en présent « aux souverains de l'Europe (p. 387)..... On vendit à Paris, « il y a quelques années, un petit flacon de baume, poids « pour poids en or, c'est-à-dire 96 francs, 3 décagrammes « (une once)..... Il est extrêmement difficile de trouver « dans Paris du véritable baume de Judée ou de la « Mecque..... Falsifié, il se vend encore de 30 à 40 francs « les 3 décagrammes (l'once), c'est-à-dire, 5 à 6 fois son « poids d'argent. Un pharmacien de Paris a un petit flacon « de véritable baume. C'est celui qui a été vendu, il y a

« quelques années, 96 francs l'once. Sa bonté et son ori-
« gine ne sont pas équivoques, car il venait d'un duc
« d'Orléans, aïeul du dernier de ce nom. Le grand-sei-
« gneur en avait fait présent à ce prince, probablement à
« l'époque de l'ambassade turque extraordinaire qui eut
« lieu en 1740 (p. 393). » Nous avons de ce suc du baumier que Pline appelle *succus eximiae suavitatis*; il nous
a été donné par notre ami, M. J. de Laurière, qui se l'est
procuré à Naples. Sur l'emploi du baume dans la médecine moderne, cf. Panckoucke, *Études et dissertations
nouvelles sur Tacite*, livraison 1, à la fin.

Page 155, ligne 13, ajoutez : Ce cachet est conservé au musée
de la Société archéologique, à Tours.

Page 182, ligne 16, au lieu de : 2, lisez : 3.

Nous donnons ici les titres complets des trois principaux recueils de cachets d'oculistes, que, le plus souvent, nous avons cités seulement par les noms de leurs auteurs :

Sichel, N. R. *= Nouveau recueil de pierres sigillaires d'oculistes romains, pour la plupart inédites*, in-8, Paris, 1866.

Grotefend *= Die Stempel der roemischen Augenaerzte*, in-8, Hannover, 1867.

Le recueil de Grotefend a été continué par :

Klein *= Stempel roemischer Augenaerzte*, in-4, Bonn, 1874.

TABLE DES MATIÈRES

LISTE ALPHABÉTIQUE DES OCULISTES ROMAINS DONT LES
CACHETS SONT DÉCRITS DANS CE VOLUME

H. DE V.   *

LISTE ALPHABÉTIQUE DES LOCALITÉS AUXQUELLES SONT
ATTRIBUÉS LES CACHETS DÉCRITS DANS CE VOLUME

IMPRIMERIE PAUL BOUSREZ, RUE DE LUCÉ, 5, A TOURS.

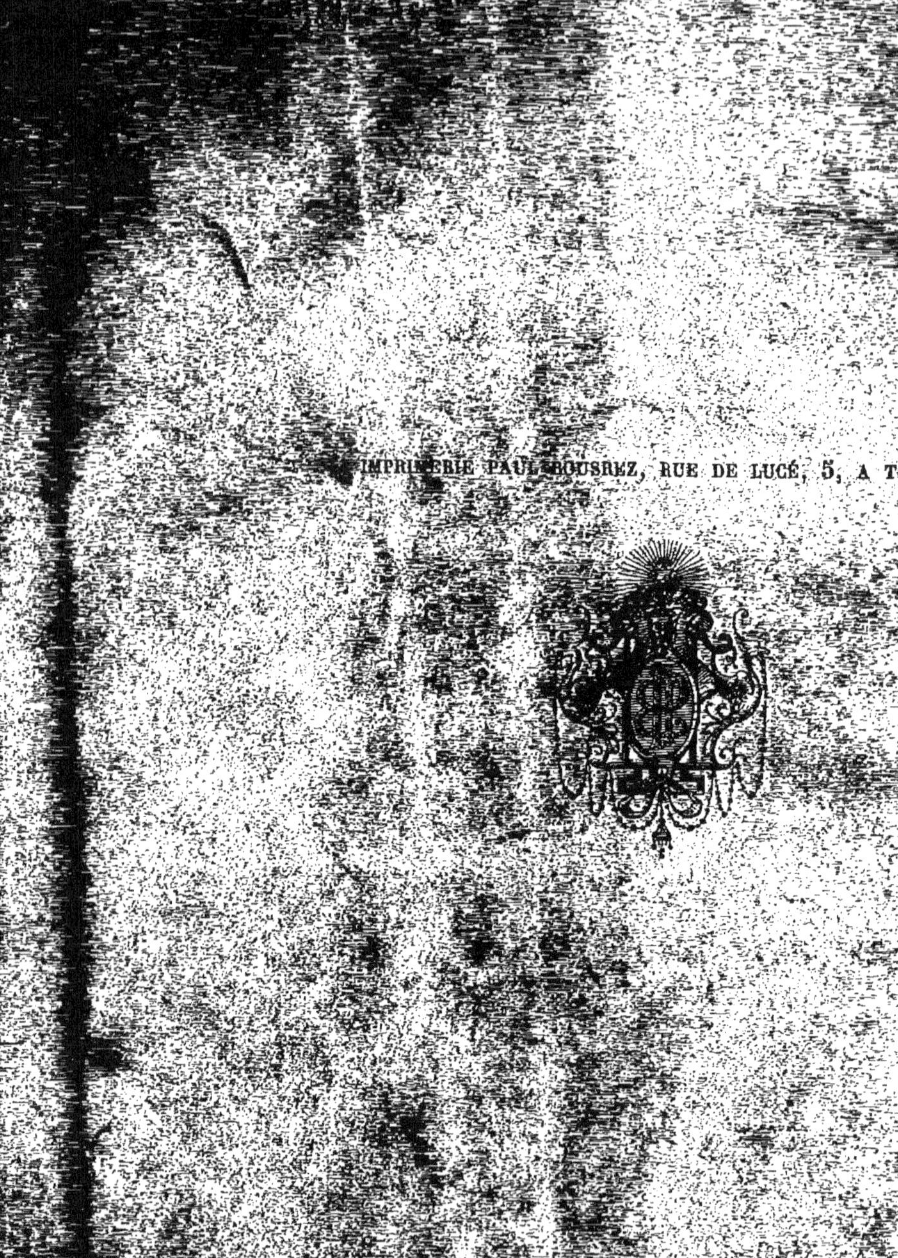